DES

PERFORATIONS INTESTINALES

DANS LE COURS

DE LA FIÈVRE TYPHOÏDE

PAR

Le Dr A. MORIN,

ANCIEN INTERNE DES HÔPITAUX DE LYON,
MEMBRE DE LA SOCIÉTÉ DES SCIENCES MÉDICALES DE LA MÊME VILLE.

PARIS
ADRIEN DELAHAYE, LIBRAIRE-EDITEUR
PLACE DE L'ÉCOLE-DE-MÉDECINE

1869

DES

PERFORATIONS INTESTINALES

DANS LE COURS

DE LA FIÈVRE TYPHOÏDE.

DES

PERFORATIONS INTESTINALES

DANS LE COURS

DE LA FIÈVRE TYPHOÏDE

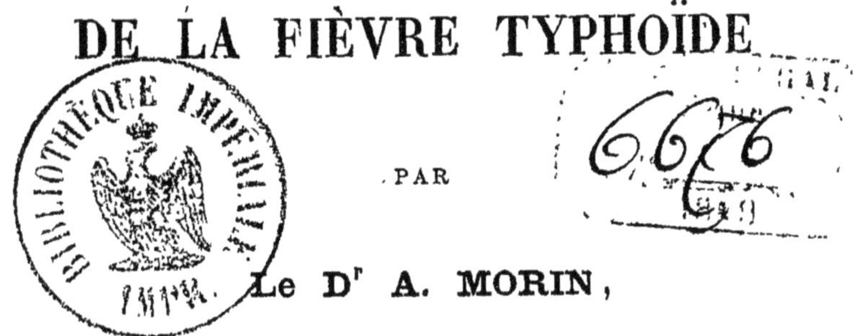

PAR

Le Dr A. MORIN,

ANCIEN INTERNE DES HÔPITAUX DE LYON,
MEMBRE DE LA SOCIÉTÉ DES SCIENCES MÉDICALES DE LA MÊME VILLE.

PARIS
ADRIEN DELAHAYE, LIBRAIRE-ÉDITEUR
PLACE DE L'ÉCOLE-DE-MÉDECINE

1869

DES

PERFORATIONS INTESTINALES

DANS LE COURS

DE LA FIÈVRE TYPHOÏDE

INTRODUCTION

Pendant mon séjour à l'hôpital de la Charité (Lyon), ayant observé chez un enfant atteint de fièvre typhoïde une perforation intestinale suivie de guérison, j'ai voulu, à propos de ce cas intéressant, jeter un coup d'œil sur la question des perforations de l'intestin dans le cours de la fièvre typhoïde, et résumer en quelques pages les opinions et les faits rapportés dans les livres classiques et les diverses publications.

OBSERVATION.

Fièvre typhoïde. — Perforation intestinale, péritonite, survenue le soixante-douzième jour. — Guérison.

Adolphe Bonnet, âgé de 12 ans, tempérament lymphatique, constitution débile, entré le 27 juillet 1868 à l'hôpital de la Charité (Lyon), est couché au n° 11 de la salle Saint-Ferdinand (service de M. le professeur Socquet). L'intelligence du malade est obtuse; impossible d'obtenir de lui aucun renseignement, et l'on doit se contenter des indications suivantes, inscrites sur sa carte d'admission : depuis huit jours, perte de l'appétit, céphalalgie, fièvre; premier jour, vomissements alimentaires, constipation Actuellement (huitième jour), prostration, hébétude de la face, céphalalgie frontale vive; il n'y a pas eu d'épistaxis. Le ventre est légèrement tendu, douloureux et sensible au palper dans toute son étendue. Langue chargée d'un enduit très-épais, anorexie. Chaleur vive, un peu de moiteur, pouls plein, régulier, 110.

Le lendemain 28 juillet, M. Socquet prescrit : potion avec eau de laurier-cerise, 8 gr.; sp. de digitale, 30 gr.; limonade, lavement avec sel fébrifuge de Sylvius, 30 gr.

Le 29 (dixième jour). Céphalalgie persistante, hébétude plus prononcée, somnolence dans le jour; les nuits sont calmes; pas de délire à la suite du lavement. Le malade a eu plusieurs selles, et le ventre est devenu souple, indolent, une tache rosée à l'épigastre. Depuis hier, nausées, pas de vomissements. La parole est tremblotante; soubresauts des muscles de la mâchoire et du cou; soif vive, température élevée.—Potion : eau de laurier-cerise, 15 gr.; sp. de digitale, 30; lavement *ut supra*.

Le 31 (douzième jour). Même état; le ventre est aplati, douloureux; la tache rosée restée unique a disparu; soubresauts des tendons aux avant-bras. Appareil fébrile très-développé. — Prescription : id., limonade vineuse.

2 août (quatorzième jour). Dans la nuit, subdélirium ; l'abattement est plus marqué ; le malade répond à peine aux questions; si on le presse, il s'impatiente et s'agite. La céphalalgie persiste avec la même intensité ; ventre affaissé, très-sensible, on découvre à sa surface deux nouvelles taches rosées. Un peu de toux, râles sibilants nombreux dans les deux poumons. Langue sèche, fendillée au milieu, rouge sur les bords ; le malade prend assez volontiers du bouillon ; une selle chaque jour. Pouls plein, régulier, 100 ; la température ne s'abaisse pas. — Prescription : id. ; eau de laurier-cerise, 25 gr.

Le 4 (seizième jour). Délire violent pendant la nuit ; dans la journée l'agitation fait place à la torpeur, l'adynamie devient plus profonde; l'enfant semble insensible au monde extérieur et n'accuse aucune douleur, alors même que l'on presse assez vivement sur l'abdomen. Langue rôtie, fuliginosités ; pouls mou, 94 ; la température est un peu moins élevée. — Prescription : id., vin de quina ; on supprime le sel de Sylvius et l'on donne un lavement avec : musc, 0,50 centigr.

Le 5 (dix-septième jour). Le délire ne s'est pas renouvelé. — On supprime le musc.

Le 6 (dix-huitième jour). Hier soir, subdélirium léger ; la nuit a été calme ; le malade est moins abattu ; ventre un peu tendu, indolore, quelques taches rosées; éruption très-confluente de sudamina sur l'abdomen, la partie supérieure de la poitrine et le cou ; mêmes soubresauts des tendons, même tremblotement de la parole ; la langue est moins sèche, mais elle offre çà et là de petites plaques de muguet. L'enfant n'a point cessé de prendre du bouillon plusieurs fois par jour dans les vingt-quatre heures. Il n'y avait pas eu de selles depuis trois jours ; un lavement de séné, administré ce matin, a provoqué des évacuations abondantes; le pouls s'est relevé, il est plus énergique, 90. — Prescription : idem.

Le 9 (vingt et unième jour). La rémission que l'on observait dans les symptômes, hier et avant-hier, ne s'est pas maintenue. Le malade accuse de vives douleurs à la tête et au ventre ; nausées, toux, oppression, râles sibilants dans toute l'étendue de la poitrine; râles humides très abondants à la base des deux poumons ; langue rôtie; les plaques de muguet ont disparu ; la bouche est encroûtée de fuliginosités. Depuis trois jours, diarrhée; aujourd'hui, six selles ; pouls très-dépressible, régulier, 100 ; la température s'est élevée de nouveau. — Prescription : on supprime la digitale et l'on donne : pot. avec eau de menthe, extrait de quina, 4 gr. ; lavement avec extrait de ratanhia, 4 grammes.

Le 11 (vingt-troisième jour). Même état.

Le 12 (vingt-quatrième jour). Aujourd'hui l'adynamie paraît moins profonde ; le ventre assez tendu, mais non douloureux, est toujours couvert de sudamina, taches rosées nombreuses ; toux extrêmement vive ; les signes stéthoscopiques de la poitrine ne se sont pas modifiés ; demi-surdité, pas d'otorrhée ; la langue devient lisse, mais est toujours sèche ; plus de fuliginosités ; la diarrhée est moins abondante, deux ou trois selles par jour ; le pouls est moins mou, la température conserve la même élévation.

Le 15 (vingt-septième jour). La prostration est toujours aussi marquée, toutefois dans le jour la somnolence est moindre ; le ventre encore tympanisé, mais indolore ; les taches rosées et les sudamina n'ont pas disparu ; toux moins vive, râles sonores et humides aussi abondants et persistants ; langue humide, un peu d'appétit ; la diarrhée a cessé ; selles régulières ; la fièvre est tombée ; à peine vers le soir une légère élévation de la température et du pouls, qui est toujours extrêmement mou.

Le 16 (vingt-huitième jour). Dans la nuit, agitation, délire modéré ; rien d'ailleurs aujourd'hui n'est modifié dans l'état du malade. — Prescription : lavement avec musc, 0,60 centigrammes.

Le 18 (trentième jour). Le délire n'a pas reparu depuis le 16 ; les forces commencent à revenir ; ventre légèrement météorisé, mais nullement douloureux, offrant encore çà et là quelques taches rosées ; les râles sont moins abondants, plus de surdité ; langue bien dépouillée, humide ;

selles régulières, appétit ; pouls très-mou, irrégulier. Chaque soir on note un léger mouvement fébrile. — Prescription : vin d'Espagne; pot. esprit aromatique de Sylvius, 8 gr.; extrait de quina, 4 gr. ; lavement avec vin vieux, 120 grammes.

Le 22 (trente-quatrième jour). Les taches rosées ont disparu; toujours un peu de météorisme abdominal ; les forces commencent à revenir; appétit ; de temps en temps un peu de diarrhée. Chaque soir, le pouls et la température s'élèvent encore.

Le 27 (trente-neuvième jour). L'enfant est en pleine convalescence; plus rien du côté du ventre; la toux et les râles n'ont point encore complétement disparu ; parfois un peu de fièvre le soir ; selles régulières.

10 septembre (cinquante-troisième jour). La convalescence suivait son cours, l'enfant se levait et se promenait; toutefois, depuis quelques jours, on observait dans l'après-midi des sueurs profuses, s'accompagnant d'une accélération du pouls à peine marquée et d'une légère élévation de température. Aujourd'hui, céphalalgie, anorexie, langue jaune, selles régulières ; pouls petit, mou, 110 ; température très-élevée, peau sèche. — Prescription : pot. avec sulfate de quinine, 0,20; vin de quina, eau panée vineuse,

Le 11 (cinquante-quatrième jour). Diarrhée, trois selles pendant la nuit dernière.

Le 13 (cinquante-sixième jour). L'enfant est dans une prostration complète, comme à la période d'état de sa fièvre typhoïde ; intelligence presque nulle ; dans la nuit, délire ; dans le jour, somnolence, subdélirium ; le ventre est un peu tendu, très-sensible dans toute son étendue, mais surtout dans la région iléo-cæcale; langue blanche piquetée, humide, inappétence, soif extrême, plus de diarrhée; pouls petit, dicrote, 120 ; température très-élevée ; le matin, la rémission est assez marquée.

Le 15 (cinquante-huitième jour). Nuit calme sans délire ; aujourd'hui, somnolence moins accusée, céphalalgie toujours vive ; rien du côté du ventre; langue rôtie, soif vive, anorexie, selles régulières; la température du soir est moins élevée qu'elle ne l'était hier.

Le 17 (soixantième jour). Depuis deux jours, la fièvre a considérablement diminué d'intensité, aucune douleur; le symptôme dominant est l'adynamie. L'enfant refuse toute alimentation.

Le 20 (soixante-deuxième jour). Depuis hier, douleur dans l'hypochondre gauche, limitée à l'espace qui sépare l'épine iliaque antérieure et supérieure des fausses côtes. Cette douleur, qui ne s'étend ni en avant ni en arrière, est si vive qu'elle permet à peine l'exploration et gêne l'élévation des côtes dans l'inspiration; dans la nuit, un peu de subdélirium. Le malade a pris des potages; langue humide; pas de diarrhée; pouls petit, 124; température assez élevée.

Le 22 (soixante-quatrième jour). La douleur persiste; le palper et la percussion ne découvrent rien au lieu qu'elle occupe. Hier, rémission bien marquée dans les symptômes fébriles; le soir, température très-élevée, pouls misérable; même état d'adynamie. — Prescription : 2 ventouses scarifiées loc. dol.

Le 24 (soixante-sixième jour). La douleur semble moins vive depuis l'application des ventouses; faiblesse extrême, un peu d'appétit, selles régulières, une ou deux dans les vingt-quatre heures, presque liquides; pouls, 136. Le soir, la température est toujours élevée; le matin, abaissement considérable. — Prescription : pot. sp. d'oranges amères, extrait de quina, 4 grammes.

Le 27 (soixante-neuvième jour). La douleur persiste sans augmenter d'intensité; aucune modification dans l'état général.

Le 29 (soixante et onzième jour). Depuis hier, douleurs extrêmement vives dans tout le ventre qui est très-météorisé; pouls, 120; température presque normale.

Le 30 (soixante-douzième jour). Hier, la tympanite avait disparu, mais ce matin le ventre s'est de nouveau développé. A midi, on administra un lavement qui fut immédiatement rendu sans avoir produit d'évacuation; puis, au bout de quelques secondes, l'enfant fut pris de vomissements verdâtres; ils se répétèrent trois fois, toujours très-abondants. A trois heures du soir, je constate les symptômes suivants : ventre extrêmement développé, tendu, douloureux dans toute son étendue, ne souffrant pas le moindre contact. Anéantissement complet. L'enfant ne répond que par monosyllabes et ne peut rendre compte de ce qu'il éprouve. Les vomissements ont cessé; face crispée, yeux caves, regard hébété; sueur froide; la température n'est pas descendue au-dessous de la normale; pouls filant, 120. J'avoue que le malade me semblant devoir succomber au bout de quelques instants, je me retirai sans rien prescrire. D'ailleurs il refusait d'avaler quoi que ce fût, et la sensibilité extrême du ventre ne permettait pas de songer aux embrocations, moins encore aux cataplasmes. Le soir, revenant à son lit, je fus fort étonné de le trouver respirant encore. Rien n'était changé dans son état. Je prescrivis le traitement de la péritonite, mais il ne put être appliqué.

Le lendemain matin 10 octobre (soixante-treizième jour), aucune modification nouvelle n'était survenue; cependant le malade avale les liquides, et le ventre est un peu moins sensible. M. Socquet prescrit : pommade, onguent napolitain et extrait de belladone; potion avec : éther, 2 grammes; esprit aromatique de Sylvius, 6 grammes, eau de menthe, 60 grammes; infusion de gingembre. Dans la journée, les vomissements verdâtres se répètent encore une fois; pas de selles. Le soir, la chaleur se relève; le pouls devient plus ample.

2 octobre (soixante-quatorzième jour). Nuit agitée, sans sommeil. L'enfant n'a cessé de gémir. Même affaissement. Le météorisme et la douleur ont un peu diminué; les cataplasmes sont tolérés. Ce matin, un vomissement très-abondant : les matières rendues sont comme toujours semblables à des épinards hâchés et délayés dans une grande quantité d'eau. Dans la soirée, nouveaux vomissements : langue extrêmement pâle, sans enduit, sèche et fendillée à la pointe. L'enfant refuse le bouillon, mais boit un peu de tisane; pas de garde-robe depuis le début

de la péritonite ; pouls petit, mou, régulier, 124 ; température normale, moiteur.

Le 3 (soixante-quinzième jour). Même état. On essaye d'alimenter le malade avec du lait et de la viande crue. Dans la nuit, deux selles diarréiques ; aujourd'hui encore plusieurs garde-robes.

Le 4 (soixante-seizième jour). La sensibilité à la pression et le météorisme du ventre diminuent graduellement. L'enfant, auquel l'intelligence et la netteté des sensations reviennent, accuse cependant des douleurs très-vives dans toute l'étendue de l'abdomen ; ces douleurs ne semblent pas plus intenses dans l'hypochondre gauche. Hier, quelques boulettes de viande crue ont été prises et tolérées, plusieurs heures après leur ingestion, vomissement semblable aux précédents, mais ne contenant aucun débris alimentaire. Les vomissements se sont renouvelés ce matin ; cependant la viande crue est bien tolérée ; une selle liquide ; langue rose, humide ; pouls très-mou, mais assez large, 135 ; température normale.

Le 6 (soixante-dix-huitième jour). Même état ; vin de quina.

Le 7 (soixante-dix-neuvième jour). Le ventre est aplati et même excavé, partout indolore, sauf au niveau de l'ombilic, où la palpation éveille une légère sensibilité. Les forces reviennent : l'enfant se lève seul pour aller à la chaise ; appétit, plus de vomissements. Après les repas, un peu de diarrhée ; le pouls a perdu de sa mollesse, 96 ; apyrexie complète ; le soir même, la température ne s'élève pas au-dessus de la normale.

Le 12 (quatre-vingt-quatrième jour). Le ventre est complétement insensible ; appétit dévorant ; chaque jour deux ou trois selles diarrhéiques. L'enfant se lève et commence à jouer avec ses camarades.

Le 28 (centième jour). L'enfant quitte l'hôpital. État général très-satisfaisant ; plus de diarrhée.

CHAPITRE PREMIER.

Étiologie. Anatomie pathologique.

Les perforations intestinales que l'on observe dans le cours de la fièvre typhoïde sont liées généralement à l'évolution du travail hyperplasique qui se passe dans les organes lymphoïdes du tube digestif; cependant elles sont encore consécutives à d'autres altérations, à la gangrène, à la diphthérite de l'intestin, à la suppuration des ganglions mésentériques, à certaines péritonites.

Nous nous proposons d'étudier en particulier chacun de ces divers processus, afin de reconnaître la part qu'ils prennent à la production des perforations.

PROCESSUS TYPHOÏDE.

Disons tout d'abord qu'il faut exclure du cadre des circonstances dans lesquelles les perforations peuvent avoir lieu, les cas où l'altération des follicules a été peu profonde. Si l'hyperplasie des cellules a été peu abondante, il y a résorption des néoplasmes; il ne se développe pas d'ulcérations, partant point de perforations. Cet accident a donc pour cause nécessaire une ulcération, ou bien une nécrose étendue des tuniques de l'intestin, mais il est encore une condition sans laquelle la perforation ne peut se produire : l'extension du processus typhoïde au delà des organes dans lesquels il a débuté. Cette extension se fait dans toute la périphérie des appareils lymphoïdes, mais l'envahissement en profondeur seul nous intéresse. Quel que soit le développement acquis par le follicule, il n'arrivera jamais à perforer la musculeuse et la séreuse, malgré la pression qu'il exerce sur ces tuniques (Hoffmann) (1). Il faut donc qu'elles soient à leur tour envahies par un travail néoplasique, dont le produit traversera les mêmes phases que le follicule malade. Dans cet organe, l'hyperplasie porte sur les cellules lymphoïdes; dans les tuniques de l'intestin, elle affecte les corpuscules du tissu conjonctif.

Ce travail secondaire, signalé par Rokitansky (2), Virchow, Heschl (3) et Vogel (4), a été longuement décrit par le professeur Hoffmann (5), de Bâle, dans ses magnifiques recherches anatomo-pathologiques sur le typhus abdominal. Voici comment s'exprime cet auteur : « Il se fait une infiltration des tissus ambiants, infiltration accompagnée d'un congestion vive des vaisseaux

(1) Untersuchungen beim Abdominaltyphus; Leipsig, 1869.

(2) Lehrbuch der pathologischen Anatomie; Wien, 1861.

(3) Viener Zeitschrift, B. IX, 1853, et Schmidt's Jahrbücher, B. LXXX, 1853.

(4) Klinische ntersuchungen über dem typhus; Erlangen, 1856, et S hmidt's Jahrbücher, B. XLVI, 1857.

(5) cit., p. 54.

qui la traversent. Il arrive ainsi que la néoplasie peut laisser son empreinte sur la séreuse, et y dessiner une tache rouge, souvent légèrement trouble. Dans un grand nombre de cas, elle ne s'arrête pas à la sous-muqueuse, elle gagne les interstices des fibres musculaires et s'avance jusqu'à la séreuse. Cet envahissement se trahit par des nodules très-petits, gris et arrondis, que l'on distingue à travers la tunique péritonéale. La néoplasie peut encore aller plus loin; la couche sus-séreuse, extrêmement mince, est traversée, et la séreuse elle-même est atteinte. On voit alors, sur les contours de la plaque altérée, et marquant les limites de l'infiltration, des nodules arrondis, gris clair, ayant les dimensions d'une graine de chanvre, et qui rarement font sur la tunique péritonéale une saillie de plus de 1 millimètre à 1 millimètre et demi. Ce processus se rencontre seulement autour d'un petit nombre de plaques, et surtout dans la partie inférieure de l'iléon, cependant on le trouve encore dans d'autres portions de l'intestin, telles que le cæcum et l'appendice vermiforme. » Wagner (1) et Griesinger (2) ont aussi parlé de ces nodules.

Ainsi, tout autour des follicules en travail hyperplasique, se fait une multiplication des

(1) Archiv für Heilkunde, B. II, 1861.

(2) Traité des maladies infectieuses, traduct. Lemattre Paris, 1868.

corpuscules du tissu conjonctif, et ces deux productions presque parallèles qui ne reconnaissent pas la même cause première ont cependant entre elles des rapports de cause à effet. Lorsque les follicules se sont tuméfiés sous l'influence du travail hyperplasique qui s'accomplit en eux, les vaisseaux qui les parcourent sont effacés en totalité ou en partie, suivant que la prolifération est plus ou moins luxuriante. Bientôt l'organe lui-même exerce une pression excentrique sur le réseau vasculaire qui l'environne, et produit des oblitérations dans un certain nombre de capillaires. De là augmentation de pression dans les capillaires voisins, transsudation de matière plasmatico-sanguine, imbibition considérable des tissus, d'où résulte une exagération de l'activité nutritive et formative, qui se traduit par la prolifération des corpuscules du tissu conjonctif. Dans les follicules, le travail qui s'opère se développe sous l'influence d'une cause spécifique, c'est-à-dire d'une cause dont le mode d'action échappe aux investigations; dans les tissus ambiants, l'hyperplasie n'est que le résultat d'un processus irritatif.

Les auteurs que je viens de citer n'ont pas su faire cette distinction, et ont confondu le processus typhoïde avec l'irritation développée par les organes dont il produit l'intumescence. Heschl (1) est le seul qui l'ait comprise. D'après

(1) Loc. cit.

lui, le processus typhoïde s'arrête toujours au tissu sous-muqueux.

La néoplasie évolue dans le tissu conjonctif de la même manière que dans les follicules, c'est-à-dire qu'au stade de proliférations succède le stade de nécrobiose; mais, tandis que déjà le follicule s'élimine en masse ou par fragments, les tissus qui l'environnent peuvent être encore en travail hyperplasique, bien loin qu'ils soient en régression. Lebert(1) avait constaté cette dernière altération, mais s'était trompé sur son véritable siége. « Dans les recherches que j'ai pratiquées avec M. Neukomm, dit-il, j'ai constaté que dans le typhus abdominal, lorsque la réparation ne se fait pas (dans les ulcérations intestinales), c'est que les cellules musculaires organiques et les autres tissus subissent la métamorphose granulo-graisseuse qui prépare la perforation. »

Ce que nous venons de dire sur cette question ne l'a point encore épuisée, et nous serons encore obligé de la reprendre en plus d'un point, en exposant la marche des ulcères dans la perforation.

Il est des cas dans lesquels les follicules isolés ou agminés ont été le siége d'une infiltration de moyenne abondance, les trabécules de tissu conjonctif qui les entourent et les tissus sous-jacents n'ont pas encore subi l'hyperplasie nucléaire, ou bien, s'ils ont été atteints, la période de ré-

(1) Vierteljahrschrift für die practische Heilkunde, B. I, 1858.

gression est encore éloignée; enfin le réseau vasculaire n'est pas complétement étouffé. L'élimination des éléments lymphoïdes se fait alors par fragments, et la plaque présente l'aspect réticulé, mais bientôt vaisseaux et trabécules se nécrobiosent à leur tour, le même processus gagne les tissus sous-jacents qui se détruisent peu à peu, et ainsi s'établit la perforation.

Dans une forme plus énergique de l'altération, le follicule ou la plaque de Peyer, ainsi que leur appareil de support, privés rapidement et presque en même temps de nutrition, se nécrosent, et la masse tombe à la manière d'une eschare. Il se forme un ulcère dont la base repose sur la musculeuse, puis dans cette membrane et dans les tuniques sous-jacentes marche la dégénération granulo-graisseuse, qui aboutit à la destruction du péritoine après un temps plus ou moins long.

Enfin, lorsque le follicule atteint un développement extrêmement considérable, lorsque, sous l'influence de cette irritation, une activité de formation énorme ayant pris naissance, tous les tissus jusqu'au péritoine se sont infiltrés, et que la mort survient à peu près au même moment dans toute la masse altérée, il se produit une eschare dont la chute entraîne d'emblée la communication de l'intestin avec la cavité abdominale.

L'altération des tissus n'ayant lieu que dans la zone périphérique des follicules, on comprend aisément que ses limites deviennent plus étroites à mesure qu'elle avance en profondeur, et, tandis que la tunique musculeuse peut être détruite dans l'étendue de 1 centimètre, l'espace perforé de la séreuse ne mesurera que rarement plus de 1 à 2 millimètres, ainsi que nous le verrons plus loin.

L'envahissement du péritoine par la néoplasie se traduit par des nodules qui font saillie sur cette membrane, et il faut croire qu'ils sont le siége de la nécrobiose qui doit conduire à la perforation, car dans tous les cas où, la séreuse étant mise à nu, l'accident était imminent, Hoffmann signale la présence de ces néoplasmes.

Il est impossible de dire combien de temps après la chute de l'eschare, combien de temps après le début de la nécrobiose, se produit la perforation ; tout ce que l'on sait, c'est que l'activité de régression des éléments est d'autant plus énergique, que leur formation a été plus abondante et plus rapide, en un mot, que les conditions de vitalité sont plus complétement abolies.

DIPHTÉRITE.

La diphthérite intestinale, comme cause de perforation dans la fièvre typhoïde, n'a été mentionnée que par un bien petit nombre d'auteurs. Griesinger (1), d'après Dittrich, dit que cette

(1) Loc. cit., p. 241.

complication peut résulter de la fonte d'un exsudat croupal disposé sur l'ulcère; Hoffmann publie un fait de ce genre et l'accompagne de quelques réflexions, mais Buhl (1) est le seul qui donne une description complète des ulcérations diphthéritiques. D'après cet auteur, ces ulcères appartiennent à la seconde période de la fièvre typhoïde et se développent de diverses manières. « Il est des cas où la diphthérite est primitive et envahit les follicules tuméfiés; dans d'autres cas plus fréquents elle est secondaire et débute dans des ulcères typhoïdes en voie de guérison. Le fond et les bords de la partie de substance sont alors rouge sombre, injectés, ecchymotiques; ils sont ramollis, donnent lieu à des hémorrhagies fréquentes, et l'on voit des eschares s'en détacher. L'ulcère typhoïde, d'arrondi qu'il était, s'allonge transversalement; les follicules isolés et les plaques, envahies par la diphthérite primitive, et dont la forme était celle d'un ovale à grand diamètre dirigé selon la longueur de l'intestin, ne tardent pas à affecter cette disposition transversale. Enfin, il est fréquent de voir, dans la partie inférieure de l'iléon, quelquefois dans le cæcum et le gros intestin, des ulcères diphthéritiques complétement indépendants des altérations typhiques, et non développés sur des organes lymphoïdes. Ces ulcères sont superficiels et représentent au début une perte de substance

(1) Zeitschrift für rationnelle Medizin, B. VIII, 1856-57.

ayant les dimensions d'une lentille; le fond et les bords sont plans, blanchâtres, ou bien ecchymotiques et légèrement frangés. Ils s'étendent transversalement et suivent le sommet des replis de la muqueuse, ou bien ils occupent les enfoncements qui séparent ces replis. Si des ulcérations viennent à confondre leurs bords, il en résulte des pertes de substance arrondies, à bords échancrés, taillés à pic, sanguinolents, et dont le fond, se détruisant couche par couche, peut devenir le siége d'une perforation. »

Une autopsie, relatée par Hoffmann, confirme de la manière la plus complète les données de Buhl. On voit, en effet, dans l'observation 180, que « la muqueuse de la partie inférieure de l'intestin est tuméfiée, fortement hémorrhagique, recouverte d'un enduit épais, sale, vert pâle, et que nulle part on ne peut enlever sans léser la membrane sur laquelle il repose. Dans cette partie de l'intestin, depuis le duodénum jusqu'au milieu du jugulum, se trouvent vingt-cinq à trente perforations, de forme et de grandeur variables; la plupart ont leur diamètre transverse parallèle aux valvules conniventes, et sont situés entre ces replis. Les plus étendues mesurent 2 centimètres, les plus petites ont les dimensions d'une tête d'épingle ou d'un haricot; toutes ont des bords frangés fortement hémorrhagiques. Outre les perforations, on rencontre un grand nombre d'ulcères avec des caractères analogues, et pénétrant jusqu'à la musculeuse ou à la séreuse. » L'auteur ajoute : « Les ulcères diphthéritiques présentaient ici le tableau complet de leurs signes distinctifs; ils occupaient les points déprimés de la muqueuse, et s'étendaient transversalement entre les valvules. »

Le professeur de Bâle rapporte encore un autre cas (1) dans lequel il n'y avait pas de perforation, et, pour lui, ces deux observations sont des exemples de diphthérite ayant débuté sur la muqueuse, en dehors de toute altération typhoïde.

Le même auteur fait observer que la diphthérite se rencontre rarement seule; ordinairement elle s'accompagne d'autres altérations, de gangrène, par exemple; puis il donne quelques caractères qui viennent compléter la description tracée par Buhl. « Dans la diphthérite, dit-il, la muqueuse est rouge, profondément injectée; sa couche superficielle est plus ou moins épaissie, d'un aspect gris particulier, comme si on avait passé sur elle un fer chaud. La paroi de l'intestin, dans toute son épaisseur, est friable et très-infiltrée. Cette altération diphthéritique, de même que la gangrène simple, prend naissance en général dans les grands ulcères typhoïdes, et la tendance hémorrhagique que l'on rencontre dans le typhus abdominal est ordinairement le résultat de ce processus. Cependant, on ne le rencontre pas toujours lié aux altérations typhoïdes; il peut se

(1) Hoffmann, loc. cit., p. 120.

manifester sur l'intestin à la suite d'une affection diphthéritique, et l'on se trouve alors en présence d'ulcères qui, par leur prédisposition aux hémorrhagies, se distinguent de ceux qui les entourent et peuvent aussi conduire à la perforation. »

Il ne faudrait pas croire que la diphthérite de l'intestin ne se montre dans la fièvre typhoïde, que lorsque la complication a envahi d'autres organes. Dans les deux observations dont nous avons parlé, l'intestin seul était atteint.

GANGRÈNE.

De même quel a diphthérite, la gangrène occupe une place bien étroite dans l'étiologie des perforations de la fièvre typhoïde, et nous n'avons pu en réunir que 4 cas, et en y joignant celui de M. Lecorché (1), qui peut cependant, ainsi que nous le verrons plus loin se rattacher à un autre ordre de causes. Il en est à peine question dans les livres classiques, et il faut arriver à Hoffmann pour trouver une description complète de ses caractères et de sa marche.

« La gangrène dit-il (2), se produit généralement autour des ulcérations, lorsque leur périphérie a été le siége d'une hyperplasie extrêmement abondante, et prend alors une extension

(1) Mémoires de la Société de biologie, 1856.
(2) Hoffmann, loc. cit.

plus ou moins grande. Les parois intestinales infiltrées s'épaississent, les vaisseaux du voisinage semblent dilatés, engorgés, et tous les tissus atteints deviennent extrêmement friables. A certains endroits il se fait une mortification complète suivie de perforation. En dehors du voisinage des ulcères la gangrène se montre quelquefois encore dans l'intestin, et peut établir des communications avec la cavité abdominale. En résumé, pour la majorité des cas on ne la rencontre dans le typhus, que lorsqu'il existe des ulcérations sur quelques points de l'intestin, mais elle peut aussi dépendre d'inflammations developpées autour de cet organe, et auxquelles il a pris part. »

Sur 250 autopsies Hoffmann a rencontré 9 fois la gangrène de l'intestin, et 3 fois seulement elle conduisait à la perforation. Dans le premier cas (1) l'appendice vermiculaire avait été presque complétement détruit, et se trouvait réduit à une longueur de 2 centimètres, les bords de la solution de continuité étaient de couleur sale, hérissés de lambeaux de tissus mortifiés, dans le voisinage la muqueuse était ecchymosée. Dans le second cas (2), c'est encore l'appendice vermiculaire qui est atteint, il n'est plus long que de deux centimètres, les bords de sa terminaison sont frangés, de coloration violette, la paroi est également violacée, et extrêmement friable.

(1) Hoffmann, obs. 156, p. 116.
(2) Hoffmann, obs. 50, p. 127.

Cette partie de l'intestin qui est assez fréquemment le siége de perforations de toute nature, serait, d'après Hoffmann, particulièrement prédisposé à la gangrène. Les follicules de Brunner y sont très-nombreux, si nombreux que Lushka a pu comparer l'appendice à une plaque de Peyer roulée en tube. A la suite de l'infiltration typhoïde, ces appareils prennent un développement considérable, et les espaces qui les séparent déjà fort étroits, le deviennent encore davantage, aussi toute circulation et même toute imbibition devenant impossible à un moment donné, la gangrène se déclare.

Dans le troisième (1) cas rapporté par le professeur de Bâle, la gangrène était fort étendue, et avait envahi diverses parties de l'intestin. Les dernières circonvolutions de l'iléon dans une étendue de plus d'un mètre, étaient épaissies et friables. L'S iliaque accolé à l'intestin grêle présentait les mêmes caractères, et offrait vers le milieu de sa longueur au sein de tissus profondément gangrenés, une perforation du diamètre d'une lentille. Dans cette région la muqueuse était d'un aspect sale, verdâtre. Hoffmann fait observer que dans ce cas, la gangrène ne s'est pas développé sur une ulcération, il pense qu'elle a débuté primitivement dans l'iléon, et que cet intestin ayant adhéré à l'S iliaque à la suite d'une péritonite, la gangrène a gagné l'S iliaque

(1) Hoffmann, obs. 180, p. 120.

dont elle a détruit toutes les tuniques. Mais rien ne justifie cette opinion qu'il serait d'ailleurs difficile d'établir, et même la priorité de la gangrène dans l'S iliaque serait-elle plus soutenable, car il est logique de croire que les progrès du mal sont le plus avancés là où il a commencé à faire apparition.

Hoffmann cherche à expliquer de la même manière la perforation du rectum rapportée par M. Lecorché, mais nous verrons bientôt combien ce fait se prête peu à une semblable explication. Enfin le même auteur indiquant l'observation XI de la clinique de Chomel (1), (il a voulu sans doute parler de l'observation IX) pense que le même mécanisme a présidé à la perforation de la partie supérieure de l'S iliaque, attendu qu'il en existait une autre dans le cæcum. Or il n'est rien qui puisse appuyer cette manière de voir, car il n'est question ni de perforation du cæcum, ni d'adhérence de cet intestin à l'S iliaque.

PÉRITONITE.

D'après C. A. Wunderlich (2), dans la fièvre typhoïde l'hyperémie violente de la muqueuse intestinale peut, sans perforation préalable, gagner le péritoine et l'enflammer; aussi se demande-t-il si parfois, et surtout dans ces cas où

(1) Clinique médicale, t. I, obs. 9.

(2) Vierteljahrschrift für die practische Heilkunde, B. X, Analekten, S. 25.

la péritonite se déclare lentement, et où la mort survient après plusieurs jours, la péritonite n'est pas primitive et la perforation secondaire. Cette opinion, présentée par son auteur à titre de simple vue de l'esprit et sans fait pour l'appuyer, semblerait trouver sa confirmation dans une des observations publiées par Hoffmann (1). Il s'agit d'un homme qui, huit jours avant sa mort, éprouva les symptômes d'une péritonite; le diagnostic fut confirmé par l'autopsie, et l'on trouva l'appendice vermiculaire enfermé dans un petit foyer purulent; en même temps il existait une injection très-vive de la muqueuse dans cette portion de l'intestin, et la séreuse était détruite en certains endroits.

Millies (1), rapportant l'observation de M. Lecorché, tend à interpréter les faits qu'elle contient d'après la théorie de C. A. Wunderlich. Je vais, d'ailleurs, la reproduire en la résumant, car elle mérite d'être discutée. Deux perforations existent dans l'iléon; l'une, située à 20 centimètres de la valvule de Bauhin, siége sur le bord mésentérique de l'intestin et mesure 0,015^{mm} de longueur sur 0,001^{mm} de large, ses bords sont épaissis; l'autre est plus rapprochée de la valvule. Sur la paroi antérieure du rectum, à 4 centimètres de l'anus, perforation large de 0,006^{mm}, à bords fongueux et communiquant avec un abcès gangréneux situé entre la vessie et le

(1) Millies, Schmidt's Jahrbücher, B. XLVI.

rectum. « Cette poche est limitée sur les parties latérales par la paroi du bassin, en arrière par la face antérieure du rectum qui communique avec elle, en avant par la face postérieure de la vessie qui présente sur cette paroi un commencement d'ulcération qui a déjà entamé le péritoine et dont le fond repose sur la couche musculeuse de la vessie. Tout le liquide contenu dans cette poche est noirâtre, excessivement fétide. Toute la partie du péritoine en contact avec ce liquide est épaissie, blanchâtre; partout ailleurs la séreuse est saine. Dans ce liquide baignent, d'une part, le bord inférieur du grand épiploon qui est noirâtre et qu'on dirait gangrené, d'une autre part 2 ou 3 anses terminales de l'iléon, et parmi ces anses celles qui présentent les perforations décrites plus haut. » D'après Millies, il ne serait pas impossible que la perforation du rectum fût le résultat de l'infiltration typheuse de ses éléments lymphoïdes, mais il se demande aussi si elle ne se serait pas produite de dehors en dedans et s'il n'en faudrait pas chercher la cause dans la péritonite qui retenait les anses de l'iléon fixées dans le bassin et s'accompagnait d'un « exsudat putride. » Mais, ajoute-t-il en terminant ces considérations, la brièveté de l'observation ne permet pas de conclure.

Hoffmann, à propos d'un fait qu'il croit identique et dont nous avons déjà parlé à propos de la gangrène, interprète cette observation d'une façon toute différente. Il suppose que les perforations de l'iléon sont le résultat de la gangrène, et que cet intestin étant soudé au rectum, le processus gangréneux a continué à s'étendre, détruisant toutes les couches qu'il rencontrait. « Ce qui confirme cette manière de voir, dit-il, c'est que dans le rectum il n'existait aucune ulcération et que la perte de substance s'est faite sur laparoi antérieure. » Un mot suffit pour réfuter Hoffmann. Dans la relation de M. Lecorché, il n'est nullement parlé d'adhérences entre l'iléon et le rectum, il est dit simplement que dans la poche baignaient les anses perforées. Enfin le professeur de Bâle va jusqu'à prêter à Millies la même opinion, mais il est impossible de voir la moindre analogie entre les idées de cet auteur et les siennes.

D'ailleurs, il faut le dire, l'observation de M. Lecorché est incomplète, et l'est surtout au point de vue des caractères de la perforation, il est question d'abcès gangréneux, de perte de substance à bords frangés, mais rien ne prouve clairement qu'il s'agisse d'une gangrène primitive du rectum et de l'iléon. Il se pourrait que cette altération se fût développée secondairement dans le foyer. Il est donc permis d'édifier bien des hypothèses sur le processus qui a présidé à ces perforations, et, en l'absence de preuves nettement définies du contraire, on peut appliquer ici la théorie de Wunderlich. Aussi bien trouve-t-elle en sa faveur un argument puissant dans l'ulcération de la vessie ; nous voyons, en effet, que cet organe présente à sa face postérieure « un commencement d'ulcération qui a déjà entamé le péritoine et dont le fond repose sur la couche musculeuse. » En présence de ce travail ulcératif évidemment provoqué par le pus de la péritonite, n'est-on pas autorisé à se demander si les perforations de l'intestin ne reconnaissent pas la même cause?

Au résumé, la théorie de Wunderlich est parfaitement acceptable; d'une part, il est hors de conteste que des péritonites se développent (1); d'autre part, on sait que certaines inflammations chroniques du péritoine ont pour conséquence l'ulcération de l'intestin et sa perforation de dehors en dedans. Dans la fièvre typhoïde la marche de l'ulcération serait plus rapide, mais aussi on pourrait expliquer cette activité plus grande par la nature du pus, par l'empoisonnement général.

SUPPURATION DES GANGLIONS MÉSENTÉRIQUES.

Griesinger (1) mentionne en deux mots un cas dans lequel la perforation fut le résultat de la suppuration des glandes mésentériques et se produisit de l'extérieur à l'intérieur. Ce fait doit être extrêmement rare, et dans nos recherches nous n'en avons rencontré aucun qui puisse lui être assimilé.

(1) Loc. cit.

CAUSES QUI PEUVENT VENIR EN AIDE A L'ALTÉRATION ANATOMIQUE, POUR DÉTERMINER LA PERFORATION.

Ces causes sont nombreuses, on a cité les écarts de régime qui déterminent dans l'intestin un développement de gaz capable de faire céder sa paroi au point où elle est amincie, le passage des matières fécales et les contractions péristaltiques nécessaires à leur progression. Dans certains cas, des vomissements et même un simple mouvement du malade soit pour se lever, soit pour s'asseoir sur son lit, ont suffi à produire la perforation. Dans l'observation que je rapporte la cause de l'accident est, à n'en pas douter, le lavement qui fut administré au malade, le flot de liquide pressant contre l'eschare prête à se détacher, ou contre la paroi amincie de l'intestin, a ouvert brusquement une communication avec l'abdomen.

Hoffmann ayant rencontré deux fois un lombric dans l'abdomen, se demande si la perforation doit être attribuée à cet entozoaire, mais on peut croire avec tout autant de raison qu'il a passé dans le péritoine alors que déjà le chemin était ouvert.

Vierordt (1) a fait sur le rapport des diamètres de l'ulcération avec ceux de l'intestin, au point de vue du mécanisme des perforations, quelques

(1) Zeitschrift der rationnelle Medizin, B. III, 1845.

remarques de physiologie pathologique fort ingénieuses, et c'est ici le lieu d'en parler :

« En général, dit-il, le grand diamètre des ulcères perforants correspond au diamètre transverse du tube intestinal, deux fois seulement, sur 6 cas, pareille disposition existait sans communication avec la cavité abdominale. Dans le premier cas, la mort survint au dixième jour, quelques plaques étaient dirigées selon le diamètre longitudinal de l'intestin, tandis que douze follicules du volume d'un pois, correspondaient dans leur plus grande dimension à son diamètre transverse. Les plaques et les follicules étaient couverts d'eschares épaisses, dont la chute aurait pu dans la suite amener la perforation. Le second cas prouve jusqu'à l'évidence la relation qui existe entre la dénudation de la séreuse et la situation transversale du grand diamètre des plaques. Chez un malade mort au trente-cinquième jour, elles étaient dirigées dans le sens du diamètre transverse, et en certains points dans l'étendue que pourrait occuper un pois, le péritoine injecté et mis à nu était aminci. »

Vierordt pense qu'il ne faut point invoquer une cause générale dans la production des perforations, et ne voit autre chose dans cet accident que le résultat de la structure des organes. Il ajoute :

« Les différentes couches musculaires jouent le rôle principal, d'ailleurs l'expérimentation sur les animaux permet de tirer quelques conclusions à ce sujet. Si on enlève sur l'intestin un lambeau comprenant la muqueuse et la musculeuse, en respectant la séreuse, on voit la perte de substance prendre des dimensions beaucoup plus considérables, si elle a été pratiquée dans la direction du diamètre transverse, que si elle l'a été selon le diamètre longitudinal. »

Griesinger rapporte cette opinion sans la soutenir ni la combattre. Buhl (1) et Hoffmann ont parlé de la disposition transversale des ulcères diphthéritiques, mais sans voir dans cette forme une cause de perforation; aussi, pour juger cette théorie, est-il besoin de nouveaux faits. Toutefois, il est permis de faire quelques remarques au point de vue de l'anatomie et de la physiologie. D'après Vierordt, ce seraient les fibres longitudinales qui, tendant à écarter en haut et en bas les bords de l'ulcération transversale, seraient les agents de la perforation; mais pourquoi dans les ulcères à grand diamètre dirigé selon la longueur de l'intestin, la perforation ne serait-elle pas plus fréquente, puisque leurs bords sont tiraillés par les fibres circulaires bien plus puissantes que les longitudinales.

SIÉGE DES PERFORATIONS.

Tous les follicules de l'intestin depuis le pylore jusqu'à l'anus pouvant être atteints par l'infiltra-

(1) Zeitschrift für rationnelle Medizin, B. VIII, 1856-57.

tion typhoïde, et la gangrène, la diphthérite ou toute autre lésion pouvant atteindre le tube digestif en un point quelconque de cette étendue, il en résulte que les perforations se rencontrent sur toute la longueur de l'intestin. Cependant, on peut leur assigner comme lieu d'élection la partie inférieure de l'iléon, et surtout le voisinage de la valvule iléo-cæcale. Dans cette région, les follicules sont très-nombreux et y forment des amas considérables ; aussi, par suite de la tuméfaction de ces organes, la circulation se trouvant gênée plus qu'en toute autre partie de l'intestin, la nécrose se produit-elle avec plus de rapidité et dans une plus grande étendue. La circulation peut même s'y trouver complétement supprimée et alors, ainsi que nous l'avons vu, se développe la gangrène.

Pour les mêmes raisons anatomiques, les perforations sont assez fréquentes dans l'appendice vermiculaire, mais déjà à propos de la gangrène nous avons insisté sur ce point. Ajoutons encore que dans certaines épidémies, cette portion de l'intestin semble être le lieu d'élection des ulcères perforants (Rokitansky) (1).

Dans l'intestin grêle, les perforations siégent rarement à la face antérieure, ordinairement on les rencontre à l'opposé de l'insertion du mésentère ; le plus grand nombre est situé au voisinage de la valvule iléo-cæcale, cependant il n'est pas

(1) Rokitansky, loc. cit.

rare de les rencontrer à une distance assez éloignée de ce repli. Hoffmann (1) qui fait la statistique de 17 cas de perforations observées sur l'intestin grêle, relativement à leur proximité de la valvule, est arrivé au résultat suivant :

1 fois la perforation siégeait immédiatement au-dessus de la valvule.
2 — . . . à 10 c.
3 — . . . à 15 c.
3 — . . . à 20 ou 30 c.
2 — . . . à 30 ou 40 c.
4 — . . . à 50 c.
1 fois. . . à 1 m. 50 c.

Après l'intestin grêle et l'appendice vermiculaire, le côlon ascendant est la partie du tube digestif sur lequel les perforations sont le plus fréquentes, puis viennent le cæcum et l'iliaque. Je n'ai rencontré qu'une seule observation d'ulcère perforant du côlon transverse, elle est rapportée par Forget (2), et un cas unique pour le jéjunum, qui appartient à Lebert (3). Dans le tableau ci-dessus, j'ai classé d'après leur siége tous les faits de perforation, dans lesquels le lieu de la communication avec l'abdomen était indiqué d'une façon précise.

(1) Loc. cit., p. 129.
(2) Traité de l'entérite folliculeuse, 1841.
(3) Anatomie pathologique ; Paris, 1861, p. 210.

Iléon	36
Appendice vermiculaire.	12
Côlon ascendant. .	7
S. iliaque . . .	4
Cæcum. . . .	2
Côlon transverse. .	1
Jéjunum. . . .	2

CARACTÈRES ANATOMIQUES DES PERFORATIONS.

J'ai déjà parlé assez longuement des perforations par diphthérite et par gangrène, pour n'avoir point à revenir sur les caractères qu'elles présentent, cependant deux mots encore. Lorsquelles sont le fait de l'un ou de l'autre de ces deux processus, elles ont des dimensions plus considérables et sont en général plus nombreuses sur le même intestin que lorsqu'elles reconnaissent pour cause l'altération typhoïde. M. Gauchet a publié un fait de gangrène dans lequel la perforation était imminente lorsqu'on injecta de l'eau dans l'intestin, une eschare se détacha qui mesurait 4 centimètres de diamètre.

S'agit-il du processus typhoïde, la perte de substance peut présenter deux aspects différents. Si l'infiltration a été profonde et que le péritoine ait été entraîné dans la chute du follicule, les bords sont épais, forment un bourrelet saillant, induré, et sont le siége d'une prolifération conjonctive luxuriante. Tout autour d'eux la muqueuse est tuméfiée, fortement hyperémiée. Si la perforation est le résultat de la nécrobiose lente des tissus, ses bords sont mous, amincis, on trouve dans leur épaisseur la néoplasie en voie de régression, et la muqueuse qui les environne a perdu son aspect hyperémique. A l'intérieur, l'ulcère perforant qui est arrondi ou allongé dans le sens transversal, et composé de trois plans : le premier est constitué par la muqueuse; le second par la musculeuse plus ou moins amincie, qui s'avance vers le centre de l'ulcération; enfin sur le troisième plan, on rencontre la séreuse qui représente un diaphragme séparant les cavités abdominale et intestinale, et se trouve percée au centre d'une ouverture plus ou moins large. Cette disposition en entonnoir vient, ainsi que nous l'avons fait observer plus haut, de ce que l'hyperplasie atteint les tuniques de l'intestin dans une étendue moins grande, à mesure qu'elle gagne en profondeur.

Dans la première forme de perforation, on voit, adhérents aux bords de l'ulcère, des lambeaux plus ou moins considérables de la masse typheuse (Rokitansky), dans la seconde, l'ulcération est parfaitement détergée, mais les tissus sont grisâtres ou plus ou moins pigmentés, selon que de petites hémorrhagies plus ou moins nombreuses se sont produites à leur surface.

Les dimensions de l'orifice de communication sont très-petites : il mesure en général de 1 à 3 millim. et pourrait loger, pour se servir de la com-

(1) Rokitansky, loc. cit.

paraison des auteurs allemands, une graine de chanvre ou une lentille; quelquefois cependant il atteint 1 à 2 centimètres et admettrait une pièce de 50 centimes. Dans presque tous les cas, si l'on presse l'intestin il donne issue à des gaz et à des matières fécales.

Au fond de la même ulcération on ne rencontre qu'une seule ouverture, mais sur les diverses portions de l'intestin peuvent exister plusieurs perforations. Toutefois, lorsque leur nombre est très considérable elles appartiennent à la diphthérite ou à la gangrène, et non à l'altération typhoïde.

Il arrive parfois qu'à l'autopsie les perforations, par leur ténuité extrême, échappent aux recherches; pour reconnaître leur présence, il suffit alors de faire dans l'intestin une injection d'eau, ou de le presser de haut en bas, ce qui détermine la sortie de gaz et de matières fécales par l'ouverture.

Lorsqu'une péritonite s'étant développée, on soupçonne que les adhérences des circonvolutions entre elles ou une fausse membrane, puissent masquer l'orifice externe de l'ulcère perforant, il faut étendre l'intestin, et enlever avec le plus grand soin tous les produits inflammatoires qui le revêtent : avec ces précautions, il est rare que la perforation échappe aux yeux de l'observateur.

ACCIDENTS CONSÉCUTIFS AUX PERFORATIONS.

Dès que la communication avec l'abdomen s'est établié, les liquides de l'intestin et les matières fécales tombent dans le péritoine et y déterminent une inflammation dont la marche n'est pas la même dans tous les cas. On ne peut dire d'une manière absolue que des matières fécales s'épanchent toujours dans l'abdomen, cependant la raison qu'on n'en trouve pas à l'autopsie ne peut venir à l'appui de cette proposition, car l'ouverture de communication étant en général extrêmement petite, il ne passe que des quantités de matières très-minimes, qui, délayées dans l'exsudat, deviennent bientôt méconnaissables. Mais chez des sujets morts presque foudroyés par la péritonite, et qui depuis quelques jours n'avaient pas eu de selles, on ne trouve dans l'intestin, en un point fort éloigné de la perforation, que des matières très-dures, qui évidemment ne peuvent sortir par un passage aussi étroit. Il faut donc croire que, dans un certain nombre de cas, les liquides intestinaux seuls en s'épanchant suffisent à déterminer les accidents péritonéaux.

La péritonite peut se généraliser d'emblée, ce qui est le cas le plus fréquent, et alors, selon sa durée plus ou moins longue on trouve à l'autopsie une simple injection de la séreuse, avec une certaine quantité de liquide fibrineux légèrement jaunâtre, ou bien un épaississement considérable du péritoine, des fausses membranes, des adhérences, puis un liquide purulent jaune roussâtre mêlé de flocons fibrineux. Ce liquide est libre dans le péritoine, ou bien encore il est circonscrit par des masses intestinales adhérentes entre elles, et qui, pendant la vie dissimulent par leur sonorité la matité qu'il pourrait produire. Je ne m'arrête pas à ces lésions qui sont celles de toutes les péritonites, et ne veux appuyer que sur un caractère spécial du liquide épanché. Son odeur est d'une fétidité particulière, si bien que M. Cazeneuve prétend que l'on peut, à l'ouverture de l'abdomen, diagnostiquer une perforation même avant de l'avoir constatée, en se bornant à odorer le pus. Cette fétidité est due sans doute au mélange avec les matières fécales, et à l'action des gaz que l'on rencontre dans l'abdomen et qui viennent de l'intestin. Ces gaz semblent exercer une certaine action sur le foie, car, selon Griesinger, lorsque la mort ne survient pas rapidement on trouve la surface de cet organe sèche, d'un brun obscur comme s'il avait séjourné longtemps à l'air.

D'autres fois, aussitôt après la production de la perforation, une anse intestinale, ou un lambeau d'épiploon vient s'accoler à son orifice externe, s'y fixe par des adhérences et s'oppose à l'épanchement des matières fécales et des liquides. Toutefois la péritonite peut n'en pas moins se généraliser, ou bien elle se limite, et l'on trouve à l'autopsie un certain nombre de circonvolutions solidement unies entre elles par des néo-membranes, formant une masse recouverte de flocons fibrino-purulents, et baignant dans le liquide de la péritonite. Ce processus peut mener à la guérison.

Dans d'autres cas, quelques anses s'unissent entre elles et à la portion perforée de l'intestin, pour former un foyer plus ou moins étendu ne dépassant pas en général le volume d'un œuf ou d'une petite orange. Ce foyer, qui communique directement avec l'intestin, est rempli de pus mêlé de matières fécales, il renferme aussi des gaz. L'inflammation se limite au voisinage ou s'étend à toute la séreuse. Il peut arriver que la guérison suive cet état de choses, mais parfois aussi le pus se fait jour à l'extérieur, il s'établit une fistule dont le trajet est plus ou moins direct, et présente souvent des diverticulums; de là des décollements étendus, des migrations purulentes, des suppurations étendues et prolongées, qui amènent la mort du malade par épuisement ou par septicémie.

Le cas de ce genre le plus remarquable, est celui qui est publié par Hoffmann (1) et dont je reproduis presque dans son entier la relation nécropsique. « A l'ouverture du ventre se montrent sur la ligne médiane les circonvolutions intestinales, presque toutes soudées entre elles par de vieilles adhérences, un grand nombre de ces

(1) Loc. cit., p. 133, obs. 141.

néo-membranes sont infiltrées et légèrement gélatineuses. Pas de liquide libre dans l'abdomen. A droite les adhérences sont très-fortes, et ont uni solidement l'intestin à la paroi abdominale. Si de l'ouverture fistuleuse de la région inguinale droite, on dirige une incision en haut et du même côté, on atteint dans l'épaisseur de la paroi abdominale, un canal dirigé d'avant en arrière, long de 3 centimètres, large de 1 centimère 1/2, qui conduit sans changer de calibre jusqu'à la partie supérieure du foie, puis tout à coup prend des diamètres 6 fois plus considérables, et se termine en une excavation située dans le thorax à la hauteur de la deuxième côte. De la région inguinale droite on peut encore suivre le trajet fistuleux au-dessus de la vessie et de la symphyse. A ce niveau se trouve un conduit dirigé en bas, se prolongeant vers l'os coxal gauche au voisinage de l'attache de l'S iliaque ; ce conduit se dirige ensuite vers la dixième côte gauche, atteint une largeur de 10 centimètres et se termine à ce niveau par un cul-de-sac. Dans la région inguinale gauche, existe entre ce canal et une anse intestinale fortement épaissie, un orifice de communication, large de 1 centimètre, long de 2, qui donne accès du canal dans l'intestin. La surface interne de tout le trajet est molle, lisse, brillante, presque semblable à une muqueuse. Il est rempli d'une quantité considérable de matières fécales peu consistantes et de débris alimentaires (haricots), qui se sont amassés dans la partie la plus large, correspondant à la cavité thoracique. En examinant avec soin les parois du canal, on les voit constituées, du côté de l'abdomen, par le péritoine très-épaissi, du côté des téguments, par le tissu cellulaire sous-musculaire qui est aussi devenu d'une épaisseur considérable. Nulle part sur le trajet du conduit on ne trouve d'ouverture communiquant avec les cavités splanchniques. En séparant avec soin les anses intestinales adhérentes entre elles on voit que la perforation est située vers le milieu de l'intestin grêle, à 3 mètres 50 centimètres au-dessus de la valvule iléo-cæcale, et qu'elle s'ouvre dans le trajet fistuleux au niveau de la région inguinale gauche. »

Enfin il est des cas où tout semble préparé pour la guérison, l'inflammation gagne la tunique séreuse qui contracte des adhérences avec les organes voisins, en sorte qu'il se développe une péritonite circonscrite un certain temps avant la perforation. Lorsque celle-ci vient à s'opérer, les matières et les liquides tombent dans une poche parfaitement limitée, font éclater des symptômes graves et impriment une marche plus aiguë à l'inflammation ; mais la péritonite ne se généralise pas toujours, et la guérison peut avoir lieu avant qu'un foyer purulent se soit formé.

On peut croire que les choses ont dû se passer ainsi, sauf la généralisation de la péritonite, dans l'observation rapportée au commencement de ce travail, et dans laquelle nous voyons une douleur abdominale fixe, accompagnée de fièvre et annonçant évidemment un travail phlegmasique du côté du péritoine, précédant de onze jours les symptômes de la perforation.

L'ouverture de l'intestin peut se faire en dehors du péritoine. Griesinger (1), d'après Ormerod, cite un cas dans lequel il communiquait avec le tissu cellulaire de la fosse iliaque; en pareille circonstance on se trouve en face d'un abcès situé dans une partie déclive, et la guérison doit être possible.

(1) Loc. cit.

CHAPITRE II.

Époque à laquelle se produisent les perforations.

Au point de vue anatomique Hamernjk (1) a divisé la fièvre typhoïde en deux périodes. Dans la première, le processus atteint le *summum* de son développement; sa durée moyenne est de 17 à 21 jours, elle n'en comprend jamais moins de 14, jamais plus de 28. La seconde période dure de 11 à 21 jours; elle est caractérisée par la régression des produits typhoïdes et par l'ulcération. Cette division est vraie d'une manière générale, c'est-à-dire que le plus grand nombre des ollicules s'infiltrent pendant la première période, et se nécrosent pendant la seconde. Cependant, il est plus exact de dire avec Hoffmann(2), que la régression n'est pas liée à une période déterminée de la maladie. Elle se montre à une époque d'autant plus rapprochée du début, que la néoplasie s'est développée avec plus d'activité et d'abondance, et qu'elle a déterminé une irritation formative plus énergique dans les tissus qui entourent le follicule. Aussi est-il impossible d'as-

(1) Prager Vierteljahrschrift, B. X, 1846.

(2) Loc. cit.

signer une époque fixe aux perforations ; elles se produisent pendant la première période comme pendant la seconde, cependant elles semblent ordinairement soumises aux lois de classification établies par Hamernjk, et se rencontrer plus souvent le vingt-unième jour.

Mais étudions les faits que nous avons pu réunir : dans un certain nombre de cas, le jour de l'invasion des symptômes est noté, dans d'autres la semaine seulement est indiquée. On comprend d'ailleurs qu'il ne soit pas toujours possible de déterminer rigoureusement le jour du début, car, ainsi que nous le verrons à propos de la symptomatologie, bien des faits obscurs se présentent à l'observation.

Cas dans lesquels le jour de la perforation était désigné.

6e jour... 1	23e jour... 1	43e jour... 1
10e — ... 1	24e — ... 1	44e — ... 1
11e — ... 2	25e — ... 1	46e — ... 1
12e — ... 1	26e — ... 1	50e — ... 1
13e — ... 2	28e — ... 2	55e — ... 1
14e — ... 1	29e — ... 2	61e — ... 1
18e — ... 3	30e — ... 1	65e — ... 2
19e — ... 1	34e — ... 4	72e — ... 1
20e — ... 5	36e — ... 2	76e — ... 1
21e — ... 2	39e — ... 1	110e — ... 1
22e — ... 3	42e — ... 1	

Cas où les semaines étaient désignées.

2e sem. 1	4e sem. 3	7e sem. 1	12e sem. 1
3e — 2	6e — 4	11e — 2	8 à 9e — 4

Courant du 14e mois...... 1

Enfin Buhl (1) rapporte 51 cas d'autopsies de fièvre typhoïde, parmi lesquelles 26 cas appartenaient à la première période et donnèrent 5 perforations, 33 à la seconde qui donnèrent 4 perforations.

En appliquant à ces différentes statistiques la classification d'Hamernjk, nous obtenons 22 perforations pour la première période et 45 pour la seconde. Ce résultat est en contradiction avec celui auquel est arrivé Heschl (2); il a rassemblé 56 perforations, et il s'est trouvé qu'elles avaient été plus fréquentes pendant la première période que pendant la seconde. Oppolzer (3) et Buhl, que nous venons de citer, sont du même avis; mais, ces auteurs exceptés, les autres s'accordent généralement à dire que les perforations se rencontrent plus souvent dans la seconde période. Nous n'hésitons pas à partager leur avis, tout en croyant cependant que la différence n'est pas aussi considérable qu'ils l'ont pensé.

DE LA FRÉQUENCE DES PERFORATIONS.

De nombreuses statistiques ont été faites à ce sujet en France, en Allemagne, en Angleterre, et toutes sont arrivées à des résultats passablement

(1) Zeitsc. für rat. Medicine, B. VIII, 1856-57.

(2) Griesinger, loc. cit., et Wiener Zeitschrift, B. IX, 1853.

(3) WienerWochenschrift, 1857, et Schmidt's Jahrb., B. XCVI; 1857.

éloignés les uns des autres. Cette divergence tient à ce que les perforations suivent dans leurs apparitions une marche extrêmement capricieuse. Pendant des mois et même des années, des cas nombreux de fièvre typhoïde passent dans un milieu donné, sans que cet accident se puisse rencontrer ; puis, tout à coup, dans le même milieu, les conditions étant les mêmes, il deviendra fréquent dans un temps fort limité. Aussi voyons-nous dans certaines statistiques une rareté qui étonne, dans d'autres une fréquence qui épouvante, selon que les auteurs ont puisé leurs observations, dans une bonne ou une mauvaise série. A propos de ces variations, voici comment s'exprime Lebert : «La fréquence des perforations varie d'une année à l'autre, je n'en ai observé que 2 cas à l'hôpital de Zurich, en 1853 et 1855, tandis qu'en 1854 le nombre a été de 6 (2 hommes et 4 femmes), et pourtant, en 1854, le nombre des cas était bien inférieur à celui de 1853 et à celui de 1855 surtout, et, d'un autre côté, le traitement, et les conditions extérieures de l'hôpital étaient les mêmes. » De son côté, Griesinger (2) écrit ce qui suit : « Un fait bien certain, est que la perforation est beaucoup plus fréquente à certaines époques, et plus rare à d'autres. A Tubingen, dans l'espace de 6 mois, j'ai eu 4 perforations, dont 3 la même année. A

(1) Anatomie pathologique ; Paris, 1861.
(2) Loc. cit.

Zurich, les 10 perforations que j'ai observées se répartissent d'une façon tout à fait inégale. La première année, il y en eut 6 cas ; puis, malgré un nombre très-considérable de fièvres typhoïdes, je fus 13 mois sans en observer. Une remarque analogue a été faite dans d'autres localités : à Vienne, la perforation se constata pour les autopsies, en 1843, dans la proportion de 1,10 ; en 1848, dans celle de 1,09 ; en 1858, dans celle de 1,25 ; dans un autre hôpital, on faisait la même remarque ; à la clinique de Pfeufer, il y eut 3 perforations dans l'espace de trois mois. Je ne saurais donner l'explication de ce fait. »

Voici réunis dans le tableau suivant tous les cas de fièvre typhoïde, avec ou sans autopsie, que j'ai pu recueillir :

Heschl (1), 1271 autopsies, 56 perforations.
Griesinger (2), 600 fièvres typhoïdes traitées, 14 perforations.
Cless (3), 9 perforations.
Schmieder (4), 63 autopsies, 5 perf.
Frey (5), 18 autopsies, 1 perf.
Buhl (6), 50 autopsies, 9 perf.

(1) Loc. cit.
(2) Loc. cit.
(3) Schmidt's Jahrbücher (Millies), B. XCVI, 1857.
(4) Schmidt's Jahrbücher (Millies), B. XCVI, et Archiv für physiologische Heilkunde, 1855.
(5) Zeitschrift für rat. Medicine, B. III, 1845.
(6) Zeitsch. für. rat. Medic., B. VIII, 1856-57.

Louis (1), 58 autopsies, 10 perf.

Gaultier de Claubry (2), 40 autopsies, 5 perf.

Bretonneau, 55 autopsies, 5 perf.

Andral (3), 38 autopsies, 1 perf.

Dance (4), 37 aut. sans perf. — 33 guérisons sans perf.

Chomel (5), 25 autopsies, 2 perforations.

Lécorché (6), 1 perforation.

Leudet (7), 2 perforations.

Loschner (8), 104 fièvres typhoïdes, pas de perforations.

Thierfelder (9), 62 fièvres typhoïdes, 1 perforation.

Uhle (10), 16 fièvres typhoïdes sans perforation.

Wunderlich (11), 69 fièvres typhoïdes sans perforation.

Taupin (12), 121 fièvres typhoïdes, 2 perforations.

Barrier (13); 24 fièvres typhoïdes, 2 perforations.

(1) Mémoires.
(2) Mémoires de l'Acad. roy. de méd., t. VII, 1838.
(3) Clinique médic., t. I.
(4) Archives gén. de méd., 8e année, t. XXIV, 1830.
(5) Clinique médic., t. I.
(6) Mémoires de la Soc. de biol., 1856.
(7) Gazette hebdomad., janvier 1854.
(8) Prager Vierteljahrschrift, 1846.
(9) Archiv f. physiol. Heilkunde, B. XIV, 1855.
(10) Archiv f. physiol. Heilk., B. III, 1859.
(11) Archiv f. physiol. Heilk., 1857.
(12) Journal des connaissances médic.-chirurg., nov. et déc. 1839, janv. 1840.
(13) Traité des malad. des enf.; Paris, 1861.

Billiet et Barthez (1), 100 fièvres typhoïdes, 2 perforations.

Hannius (2), 23 autopsies, 2 perforations.

Corbin (3), 1 perforation.

Vicrordt (4), 55 autopsies, 6 perforations.

Lebert (5), 100 autopsies, 7 perforations.

Silfverberg (6), 2 perforations.

Forget (7), 44 autopsies, 5 perforations.

Montault (8), 49 autopsies, 5 perforations.

Henoch (9), 1 perforation.

Cazeneuve (10), 4 perforations.

Hoffmann (11), 250 autopsies, 20 perforations.

Murchinson (12), 165 autopsies, 35 perforations.

En somme, 2379 autopsies, et 1137 cas généraux de fièvres typhoïdes, y compris les 28 observations que j'ai recueillies pendant mon séjour à la Charité de Lyon.

L'ensemble de tous les faits s'élève au chiffre de 3506, parmi lesquels 230 perforations, ce qui

(1) Traité des malad. des enfants.
(2) Journal für practische Heilkunde, april 1835.
(3) Archives gén. de méd., t. XXV, janv. 1835.
(4) Loc. cit.
(5) Prager Vierteljahr., 1858.
(6) Schmidt's Jahrb., B. IV.
(7) Loc. cit.
(8) Cité par Forget.
(9) Klinik der Unterleibs-Krankeiten; Berlin, 1858.
(10) Gazette médicale, 1839.
(11) Loc. cit.
(12) On continued fevers; London, 1862.

donne 62 perforations pour 100 cas de fièvre typhoïde.

A peine trouve-t-on dans les auteurs quelques mots sur la fréquence des perforations, au point de vue des sexes, c'est d'ailleurs un point peu important, et de pure curiosité statistique. Lebert, dans un passage déjà cité, dit que parmi les 20 cas de fièvres typhoïdes observées à Zurich en 1854, le nombre des perforations fut de 6, 2 hommes et 4 femmes. Griesinger (1) s'étend plus longuement à ce sujet : « Sur 600 fièvres « typhoïdes que j'ai traitées dans les hôpitaux, « dit-il, j'ai eu 14 perforations, ce qui donne 2,3 « pour 100; 10 eurent lieu sur un nombre de « 315 hommes, 2,9 pour 100; et 4 sur 260 femmes « 1,9 pour 100. Sur ces 600 malades, 118 mou- « rurent, la perforation se constata dans une « proportion de 11,8 pour 100; 10 fois sur 70 « décès hommes, 14,2; 4 fois sur 48 décès « femmes, 8,3 pour 100. La perforation intesti- « nale arrive donc, d'après une observation plus « souvent chez l'homme, et elle est naturelle- « ment dans la même proportion, une cause de « mort plus fréquente; à ce point de vue, la fièvre « typhoïde se rapproche chez la femme de ce « qu'elle est chez l'enfant, où elle est beaucoup « plus rare. »

Murchinson (2) signale aussi la fréquence plus

(1) Loc. cit.
(2) Loc. cit.

grande de cet accident chez l'homme. D'après ses observations et celles de Bristowe, sur 39 cas de perforation il y en eut 27 chez des sujets du sexe masculin. Les opinions de Griesinger et de Murchinson, reposent sur un nombre de faits assez considérable, pour qu'on puisse croire avec eux, que la perforation vient plus souvent chez l'homme que chez la femme, compliquer la fièvre typhoïde.

Dans l'enfance, cet accident est beaucoup plus rare qu'à l'âge adulte. Si nous réunissons les faits de Lœschner, Taupin, Rilliet et Barthez et Barrier aux cas que nous-même avons observés, nous obtenons un total de 377 cas, parmi lesquels 7 perforations, ce qui donne une moyenne de 1,8 pour 100. Cette rareté ne peut s'expliquer d'une façon complétement satisfaisante, par ce fait que la fièvre typhoïde de l'enfant est moins grave que celle de l'adulte, car bien souvent les altérations anatomiques de l'intestin ne sont point en rapport avec la violence ou la bénignité des symptômes, mais elle pourrait bien tenir à ce que dans le jeune âge, on voit beaucoup plus fréquemment que dans l'âge adulte l'hyperplaxie lymphoïde s'arrêter de bonne heure, puis les éléments nouveaux se nécrobioser et le produit se résorber sans ulcération.

Rilliet et Barthez (1) expriment bien nettement cette idée : « Il est incontestable pour nous,

(1) Loc. cit.

disent-ils, que dans certains cas, les plaques de Peyer ne s'ulcèrent à aucune période de l'affection typhoïde, l'inflammation se termine par résolution. Nous insistons sur la possibilité de la résolution de la phlegmasie, parce qu'elle rend compte aussi des faits dans lesquels des sujets étant morts à une période éloignée du début, on n'a retrouvé ni cicatrice, ni ulcération, elle explique enfin la rareté de certains accidents (la perforation) plus fréquents chez l'adulte. » Friedreich (1) partage le même avis.

La perforation devient même de plus en plus rare à mesure qu'on se rapproche du début de la vie, parce qu'alors, selon Rilliet et Barthez, les lésions anatomiques deviennent beaucoup moins profondes. Pour ces auteurs, il existerait un rapport exact entre le nombre et l'étendue des ulcérations, et l'âge des malades : plus ils sont jeunes, plus les ulcérations sont petites et rares.

Enfin, on a dit que la période durant laquelle les perforations peuvent se manifester, serait beaucoup plus courte dans l'enfance que dans l'âge adulte. Ainsi, selon Taupin, Rilliet et Barthez, les ulcérations débutent chez l'enfant, plus tard que chez l'adulte; mais cette assertion est contredite par Barrier, qui rapporte deux cas de perforation survenue au onzième et au douzième

(1) Der Abdominal-Typhus der Kinder. Dresde, 1856, et Archives gén. de méd , t. II, vol. I, 1858.

jour. De son côté, cet auteur tend à admettre que la cicatrisation marche plus rapidement dans la jeunesse qu'aux autres époques de la vie; mais nous pourrions lui objecter notre observation, dans laquelle la perforation se produisit au soixante-douzième jour. Ces différentes opinions, appuyées sur un petit nombre de faits, ne permettent pas de tirer une conclusion, et l'on doit se borner à dire que dans l'enfance, la perforation est un accident rare de la fièvre typhoïde, et d'autant plus rare que le sujet est plus jeune.

Lorsque les malades ont plus de quarante ans, la perforation semble se produire avec une rareté extrême, si toutefois encore elle a lieu. Hoffmann rapporte 38 autopsies de sujets ayant tous dépassé cet âge, sans qu'on puisse rencontrer cette complication ; il en est de même des 16 cas d'Uhle (1) pris à la même période de la vie. Peut-être y a-t-il alors des conditions nouvelles pour le processus typhoïde, peut-être son évolution s'arrête-t-elle alors qu'il est impuissant à déterminer la destruction de la paroi intestinale. L'absence de données à ce sujet nous réduit à la simple émission d'une hypothèse.

(1) Loc. cit.

CHAPITRE III.

Symptomatologie.

On dit en général que les perforations se montrent de préférence dans les formes bénignes de la fièvre typhoïde. Cette opinion est complétement fausse et sans fondement ; à dire vrai cet accident se manifeste indifféremment dans toutes les formes, qu'elles soient bénignes ou graves. La raison en est bien simple et toute anatomique. Le processus typhoïde ne marche pas avec une égale énergie dans tous les follicules, il est tel de ces organes dans lequel son évolution s'arrêtera de bonne heure, tandis que dans tel autre son développement sera beaucoup plus considérable, et ira même jusqu'à la destruction de la séreuse. L'altération peut être insignifiante dans tous les appareils lymphoïdes de l'intestin, tandis qu'en un seul elle sera profonde et conduira à la perforation ; or, pareilles conditions se rencontrent aussi bien dans les formes légères de la fièvre typhoïde que dans les formes graves attendu que l'appareil symptomatique est bien loin d'être en rapport constant avec le degré des lésions intestinales. La distinction qu'on se plaît à établir n'a donc pas lieu d'exister, l'anatomie pathologique et les faits la contredisent formellement.

Les symptômes de la perforation et de la péritonite qui fatalement lui est consécutive, n'ont pas toujours la même physionomie, leur cadre est quelquefois incomplet, ils ont des degrés dans l'énergie de leurs manifestations, enfin ils peuvent faire complétement défaut.

Il est des malades qui, après une fièvre typhoïde légère ou grave, marchent péniblement à la guérison; ils peuvent cependant se lever, ou gardent encore le lit; ils sont émaciés, sans appétit comme sans forces, épuisés par une diarrhée abondante et incoercible, et ressentent des accès de fièvre intermittents ou irréguliers. Cet état persiste jusqu'au quarantième ou cinquantième jour de la maladie, plus longtemps encore dans certains cas. Puis, tout à coup, à l'occasion d'un effort, d'un écart de régime, ou sans cause appréciable, éclate en un point de l'abdomen une douleur vive qui bientôt gagne tout le ventre; celui-ci se météorise, devient renitent et extrêmement sensible au moindre contact. En même temps se montrent des vomissements bilieux, verts, porracés; ces vomissements se répètent avec plus ou moins de fréquence exaspérant les douleurs abdominales, la face est pâle, grippée, les yeux s'enfoncent dans les orbites, un frisson violent avec claquement des dents débute soudain, les extrémités se refroidissent et se cyanosent. Le malade est dans un collapsus presque complet, il respire à peine, ne profère aucune parole, et on le croirait indifférent au monde extérieur sans les regards anxieux qu'il promène autour de lui. La langue se sèche, le pouls devient petit, filant, il bat 160, 170 pulsations, quelquefois même n'est pas appréciable; la peau se couvre d'une sueur froide, les urines et les selles sont supprimées, et au bout d'un temps plus ou moins long, dans quelques cas, de huit heures, mais ordinairement de vingt-quatre heures, ou de trois à cinq jours, le malade succombe.

Dans des circonstances rares, il est vrai, ces accidents surviennent chez des sujets dont la convalescence semblait s'annoncer sous d'heureux auspices, et les symptômes de la perforation sont les mêmes que ceux que nous venons de décrire.

D'autres fois le début des accidents a été précédé pendant plusieurs jours d'une douleur fixe et persistante en un point de l'abdomen, avec ou sans augmentation de volume de la région, et d'un léger mouvement fébrile, puis tout à coup, alors même que les phénomènes avaient paru s'amender, se fait sentir au même point de l'abdomen la douleur déchirante dont nous avons parlé. Si les symptômes de perforation éclatent dans la première période, leur violence est généralement extrême, ils empruntent à l'appareil fébrile une acuité qu'ils ne revêtent pas d'une manière aussi complète dans la seconde période. En outre la prostration est souvent remplacée par de l'agitation, le ventre est plus tendu, les symptômes de péritonite sont plus accusés, la mort est plus rapide.

Dans son mémoire sur les perforations de l'intestin grêle, Louis (1) a posé comme principe, que si dans le cours d'une maladie aiguë et dans des circonstances inattendues, ils survient tout à coup une violente douleur de ventre, si cette douleur est exaspérée par la pression, accompagnée de la décomposition des traits, et plus ou moins promptement de nausées, on doit croire et annoncer qu'il y a perforation de l'intestin.

Cet axiome, s'il n'est pas d'une vérité rigoureuse, ainsi que nous allons le voir à propos des péritonites sans perforation qui surviennent dans le cours de la fièvre typhoïde, résume à peu près complétement l'appareil symptomatique des perforations. Ajoutons quelques développements.

La douleur est constante; elle se manifeste avant tout autre signe, peut exister seule, et ne manque presque jamais, sauf dans les cas bien rares où nul symptôme n'a laissé soupçonner l'existence de la perforation. Elle est le plus souvent subite, débute comme un coup de foudre et arrache un cri au malade ; cependant il arrive qu'elle n'ait pas ce caractère de soudaineté, elle est alors précédée durant plusieurs jours de douleurs moins vives dont elle n'est que le paroxysme. D'après Louis la douleur de ventre

(1) Mémoires.

la plus vive, survenant subitement, et accompagnée de l'altération des traits, de nausées, de vomissements, serait insuffisante pour porter avec certitude le diagnostic de la perforation, il faut qu'elle soit exaspérée par la pression. Ce signe existe le plus souvent, mais il ne faudrait point lui accorder l'importance qu'on lui donne ici ; car il arrive un moment où le malade tombant dans l'insensibilité, n'accuse aucune sensation quand bien même on exerce sur le ventre une pression assez vive. Louis veut encore que la douleur s'étende promptement dans tout l'abdomen, et cette règle n'a guère d'exceptions. La douleur, en effet, se propage dans tout le ventre en quelques secondes ou en quelques heures, rarement elle attend un jour pour se généraliser, et la raison en est que dans un bien petit nombre de cas seulement, la péritonite reste circonscrite.

Le siége de la douleur n'est pas sans importance. Ordinairement elle se fait sentir au lieu de la perforation, et comme cet accident se produit le plus souvent dans le voisinage de la valvule de Bauhin, c'est dans la région iléo-cæcale qu'on la rencontre de préférence. Cependant, d'une manière générale, il est bon de ne pas accorder à cette relation une trop grande valeur diagnostique, car il est possible que le météorisme ou bien une péritonite adhésive développée avant l'accident, ait complétement changé les rapports des anses intestinales.

Les nausées et les vomissements sont encore

un signe à peu près constant, ils ne précèdent jamais la douleur, peuvent l'accompagner à son début, mais en général on ne les voit survenir que quelques heures seulement après qu'elle s'est manifestée, parfois même au bout de un à deux jours. Enfin, il est arrivé qu'on ne les ait observés qu'au moment de la mort survenant au cinquième ou sixième jour. Les vomissements sont plus ou moins répétés, plus ou moins abondants, ils consistent en un liquide bilieux, vert porracé, sans odeur fétide.

Le frisson est un symptôme du début, il suit de près la douleur, ne manque jamais, on l'a vu symptôme unique de la perforation. Il s'accompagne de refroidissement et de cyanose des lèvres et des extrémités. Lorsque la perforation survient dans la seconde période de la fièvre typhoïde, et que le malade est profondément débilité, le frisson est à peine suivi d'une légère ascension du thermomètre, mais lorsque la complication survient dans la première période, au froid succède une réaction violente, une élévation énorme de la température qui persiste jusqu'à la mort. Louis (1) a beaucoup insisté sur le frisson qui, d'après lui, revêtirait une forme particulière :

« Le malade, dit-il, s'enveloppe dans ses couvertures, et a l'attitude d'un homme qui vient de prendre un bain froid. Nous avons observé plu-

(1) Mémoires.

sieurs fois cet état, et seulement dans le cas de perforation de l'intestin, soit qu'elle fût déterminée par une cause interne, soit qu'elle fût l'effet d'une cause externe, comme d'une balle qui aurait traversé les parois de l'abdomen et celles de l'intestin en plusieurs points. »

Dans un cas de perforation cité par le même auteur (1), il n'existait pas d'autre symptôme qu'un frisson continu avec tendance à s'envelopper.

Le frisson se prolonge ordinairement assez longtemps, bien souvent plusieurs heures; dans l'observation de Louis, nous venons de voir qu'il était presque continu, il n'est point unique et peut se répéter plusieurs fois jusqu'à la mort.

On a dit que dès les premiers signes de la perforation, la diarrhée, si elle existait, était supprimée, cette proposition est beaucoup trop absolue. Vraie le plus souvent, lorsqu'il s'agit d'une perforation survenue dans la première période, elle est infirmée dans la plupart des cas où l'accident se manifeste dans la seconde, surtout chez les sujets débilités et en proie depuis quelque temps à la diarrhée.

Peu de temps après l'apparition de la douleur, quelquefois avec elle, se montre le météorisme, qui subitement envahit tout l'abdomen. Il est produit par les gaz qui se développent dans l'intestin et le distendent au point de permettre aux

(1) Louis, loc. cit.

anses intestinales de se dessiner en relief sur les parois du ventre, et par ceux qui s'échappent à travers la perforation, si son orifice n'a pas été déjà oblitéré. Le météorisme est ici beaucoup plus considérable que dans les péritonites qui se développent au dehors de la fièvre typhoïde, car dans cette affection deux causes, selon M. le professeur Sée, disposent les muscles au relâchement : la paralysie dans la première période, la paralysie et la dégénérescence vitreuse (Zenker) dans la seconde. A la suite de leur distension énorme, la matité des différents organes peut être complétement dissimulée, même celle du foie qu'il est impossible de délimiter. Moins encore peut-on constater la présence d'un exsudat dans le péritoine, phénomène déjà bien rarement appréciable en dehors même d'un météorisme exagéré lorsque la mort arrive rapidement, mais que l'on reconnaît fort bien lorsque le cours de la complication se prolonge. Si le malade ne succombe pas à la violence de la péritonite, au bout d'un certain temps les gaz sont évacués ou résorbés, et la tympanite s'efface peu à peu.

L'aspect de la face est d'une haute importance dans le groupe des symptômes, comme dans toutes les péritonites, elle est grippée, grimaçante, anxieuse, pâle, au moment du frisson, vultueuse pendant la période réactionnelle. Dans certains cas, en l'absence de tout autre signe, on a pu, d'après la seule altération des traits, diagnostiquer la perforation.

Les symptômes que nous venons de décrire sont en général le cortége de la perforation, mais parfois l'un d'eux est absent du cadre, ou même encore tous font complétement défaut, car il faut bien savoir que les péritonites survenant comme phénomène ultime des maladies, n'ont presque jamais la physionomie de celles qui saisissent le sujet dans l'état de santé. Des malades succombent à une époque plus ou moins avancée de la seconde période de la fièvre typhoïde, dans l'adynamie la plus profonde, avec une diarrhée incoercible et de longue date, à peine a-t-on pu constater aux derniers jours un peu de tympanite, une légère douleur uniformément répandue dans tout le ventre, et à l'autopsie on constate une perforation, et une péritonite qui se traduit simplement par un aspect trouble et dépoli de la séreuse, sans que pendant la vie on ait soupçonné ces lésions. D'autres fois, le malade étant dans les mêmes conditions, on reconnaît un jour de la matité en un point de l'abdomen, puis un abcès se forme et s'ouvre au dehors. Plus tard, à l'autopsie, on voit que le foyer de l'abcès communiquait immédiatement par un trajet avec l'intestin perforé. Dans l'observation 141 d'Hofmann (1), les choses se passèrent ainsi, au cent seizième jour sans symptômes préalables, on constata que la fosse iliaque droite était complétement mate, un mois après un abcès s'ouvrait à ce niveau.

(1) Loc. cit., p. 141.

MARCHE. TERMINAISON.

Le malade peut succomber quelques heures après le début des accidents, qu'ils surviennent dans la première ou dans la seconde période, cependant ce cas est rare et plus généralement la mort n'arrive qu'au bout de trois, cinq et huit jours. Lorsque les symptômes ont une certaine acuité, ils vont d'abord croissant, puis leur violence diminue et le malade finit toujours par succomber dans le collapsus.

Relativement à la marche de la température, on trouve peu de données dans les auteurs, Tierfelder(1), le seul parmi ceux que nous avons consultés, observant une péritonite suivie de guérison, a noté les résultats de la thermométrie, et a tracé la courbe suivante.

La température fut prise le soir du second jour après le début:

(1) Loc. cit.

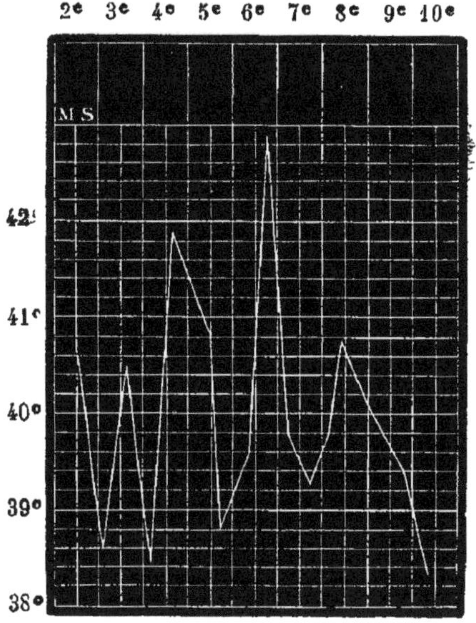

L'auteur attribue l'élévation énorme de température survenue au sixième jour, à la réaction consécutive à un frisson qui se déclara trois heures avant l'examen du soir.

Lorsque les symptômes ont une acuité moins prononcée, et surtout lorsqu'ils se produisent dans la seconde période, le collapsus se manifeste de bonne heure, le malade tombe dans l'insensibilité complète, la douleur disparaît, le ventre devient insensible à la pression, la température baisse rapidement, et la mort ne tarde pas à terminer la scène.

La mort subite n'est pas rare, elle survient quelquefois au milieu d'un vomissement (1), ou

(1) Louis, Mémoires, obs. 3.

bien à l'occasion d'un mouvement. Dans le mémoire de Louis sur les perforations de l'intestin grêle, plusieurs faits de ce genre sont rapportés. Dans l'observation IV, le malade annonce à ses camarades qu'il n'a que peu d'instants à vivre, et, en se retournant, il expire. Dans l'observation VI, il s'asseoit sur son lit pour faire panser son vésicatoire, puis trois minutes après s'être recouché il rend le dernier soupir. Ces cas de mort subite ne sont d'ailleurs nullement expliqués par l'autopsie et ne semblent même pas avoir attiré l'attention de l'observateur, nous ne nous y arrêterons pas non plus, afin de n'être pas entraîné trop loin.

Lorsque la mort survient en quelques heures, il est bien difficile d'en expliquer la cause. Vogel (1) pense qu'elle est produite par un poison versé par l'intestin et résorbé par le péritoine, mais il n'explique pas l'action de ce poison.

La mort n'est pas toujours le résultat immédiat ni même rapproché des perforations. Les premiers symptômes sont tombés, mais le malade ne se relève pas, le météorisme a presque disparu, la douleur de générale qu'elle était se localise et devient persistante, une diarrhée abondante se déclare, l'organisme tombe dans un affaissement complet. Enfin au bout d'un certain temps, quelquefois un mois, se montre un point

(1) Klinische Untersuchungen über den Typhus, et Schmidt's ahrb., B. XCVI, 1857.

mat au lieu de la douleur, puis une tumeur fait saillie et s'ouvre au dehors, de dix à quarante jours après son apparition. Déjà, au chapitre de l'Anatomie pathologique, nous avons parlé de la manière dont se comportent ces abcès, aussi ne reviendrons-nous pas sur ce sujet.

La guérison survenant après l'ouverture d'un foyer purulent est possible ; mais, selon Griesinger, la preuve irréfutable n'en a pas encore été fournie, et, en particulier, les cas de Murchinson (1) laissent tous, sans exception, des doutes dans l'esprit. Cependant une observation de Thierfelder (2) que nous résumerons bientôt, ne permet pas de douter qu'en pareil cas la guérison puisse avoir lieu. Mais, en général, la mort est, au bout d'un temps souvent fort long, la suite fatale de ces vastes suppurations. Un malade observé par Hoffmann (3), succomba au cent quatre-vingt-douzième jour.

Il est incontestable que la guérison peut être obtenue, alors qu'il n'y a pas eu formation d'abcès ; les exemples sont rares, mais on en compte quelques-uns, et sans parler des observations contestées de Petit et Serres, de Pétrequin, je citerai les cas de Griesinger, Bulh, et enfin celui que je publie au commencement de ce travail. Griesinger (4) parle d'un malade qui présenta,

(1) Loc. cit.
(2) Loc. cit.
(3) Loc. cit., obs. 141, p. 131.
(4) Loc. cit.

comme signes de perforation, des douleurs de ventre avec frisson, au début de la sixième semaine. Par le traitement avec l'opium à haute dose, la glace et le repos absolu dans le décubitus dorsal, il se rétablissait, les symptômes graves diminuèrent peu à peu dans l'espace de neuf jours, lorsqu'au neuvième jour la position horizontale sur le dos lui devient insupportable, il se tourne sur le côté et, un quart d'heure après, une péritonite généralisée se déclare. La mort survint en dix-sept heures. A l'autopsie, on constata que les processus morbides étaient en partie arrivés à cicatrisation ; à l'endroit de la perforation existait un foyer purulent circonscrit par des parois assez solides infiltrées de pigment, et contenant une couche mince de matières fécales desséchées. Il renfermait encore un morceau d'épiploon formant adhérence, et dont la présence résultait évidemment du changement de position du malade. On ne saurait douter qu'il s'agisse ici d'un cas dans lequel la guérison aurait pu être assurée, si les mouvements du malade, en rompant les adhérences, qui entouraient la perforation, n'eussent pas déterminé une péritonite mortelle.

L'une des observations de Buhl (1) a trait à un malade, qui vingt jours après les premiers symptômes de la perforation et le quarante-cinquième jour de la fièvre typhoïde, mourut d'une hémor-

(1) Zeitsch. fur rat. Medicine, 1856-57.

rhagie causée par la rupture d'une artère mésentérique. A l'autopsie, on trouva le mésentère soudé à la perforation et obturant complétement son ouverture, mais une artère qui passait à ce niveau était déchirée. Le même auteur parle encore d'un autre cas dans lequel l'épanchement stercoral s'était d'abord enkysté, la guérison se maintint pendant cinq semaines, puis la poche se rompit dans l'espace péritonéal resté sain, et une violente inflammation se déclara qui emporta le malade. On voit, d'après ces faits, qu'alors même que la guérison semble consolidée, les malades peuvent succomber à des accidents qui relèvent encore des perforations et de leurs conséquences.

Peut-être eût-il été préférable de rapporter l'observation de Thierfelder, lorsque nous la citions à propos de la curabilité des foyers purulents ouverts à l'extérieur ; mais nous n'avons pas voulu la séparer des autres faits de guérison. Il s'agit d'une jeune fille chez qui la péritonite éclate au commencement de la quatrième semaine environ, au moment où elle s'asseyait sur son lit pour prendre un potage. Tout à coup elle éprouve une douleur lancinante dans la région du côlon descendant, le ventre devient douloureux et considérablement développé; dans l'après-midi sensation persistante de froid, nausées; vers le soir, matité dans les fosses iliaques, plus étendue à gauche qu'à droite. La malade se rétablit lentement, et six mois après se montrèrent plusieurs abcès dans la fosse iliaque gauche. Il est à croire que cette complication n'entraîna pas la mort, puisque Thierfelder ne le dit pas.

DIAGNOSTIC.

Les symptômes des péritonites avec perforation s'accusent en général assez nettement, pour que le diagnostic ne souffre pas de difficulté, aussi lorsqu'on se trouve en face de pareils signes, n'hésite-t-on jamais à les rapporter à la perforation de l'intestin, oubliant qu'ils peuvent avoir une autre signification.

Il est en effet des péritonites qui surviennent quelquefois dans la fièvre typhoïde, sous l'influence de lésions autres que la communication du tube digestif avec la séreuse. Il ne faudrait pas cependant, ainsi que l'ont fait MM. Thirial (1) et Gauchet (2), exagérer leur fréquence en réalité bien inférieure à celle des perforations. M. Thirial est d'avis que la plupart des faits de perforations suivis de guérison, doivent être regardés comme des cas de péritonite simple, et à l'appui de son dire, il cite deux observations de fièvre typhoïde terminée par une péritonite généralisée, sans qu'à l'autopsie on ait pu découvrir sur l'intestin la moindre ouverture. Cette opinion est trop absolue, et d'ailleurs

(1) Union médicale, 1853.
(2) Union médicale, 1857.

on peut se demander avec Henoch (3) si les autopsies de M. Thirial ont été faites avec une attention rigoureuse, si la communication avec le péritoine ne lui à point échappé. M. Gauchet va plus loin, et nie complétement la possibilité de la guérison après la perforation. Selon lui, dans tous les cas où l'on a pensé qu'il y avait ouverture de l'intestin dans le péritoine, il s'agissait d'une péritonite indépendante de cette cause. Cette allégation tombe devant les faits incontestables que nous avons rapportés.

Les péritonites qui ne sont pas liées aux perforations, sont dues le plus souvent à des altérations développées dans certains organes abdominaux, sous l'influence du processus typhoïde, rarement elles se manifestent sans cause appréciable. Lebert (1) a observé sept fois ces péritonites qu'il appelle non perforatives; à son avis elles doivent être considérées comme une des nombreuses affections, consécutives à la fièvre typhoïde, et trouvent leur origine dans les modifications profondes subies par le sang et l'organisme tout entier. « Leur cause immédiate nous est inconnue, ajoute le même auteur, et je ne puis partager l'avis des pathologistes qui regardent ces processus secondaires comme de nature infectieuse, pyhémique, et survenant après la résorption de produits de putréfaction. »

(1) Loc. cit., t. III.
(2) Lebert, Prager Vierteljahr, loc. cit.

On connaît maintenant la plupart de ces causes immédiates, on sait que ces péritonites sont dues à la propagation de l'hyperhémie de la muqueuse à la séreuse, à l'envahissement de cette membrane par le processus typhoïde, à la rupture de la vésicule biliaire, aux infarctus de la rate, et à d'autres altérations que nous allons successivement passer en revue.

Nous n'avons pas à revenir sur la transmission de l'inflammation de la muqueuse au péritoine, il en a été question à propos de la théorie de C. A. Wunderlich.

Nous avons également signalé, d'après Hoffmann, la présence sur la séreuse de nodules grisâtres, indiquant qu'elle est envahie par le processus typhoïde; ces nodules s'ils sont confluents, produisent une irritation assez vive pour que l'inflammation du péritoine se déclare. Enfin on voit éclater la péritonite, lorsque la séreuse a été mise à nu par un ulcère profond, ou qu'elle a été atteinte par la gangrène.

La suppuration des ganglions mésentériques a été citée comme cause de péritonite (Griesinger), et Hoffmann rapporte une observation dans laquelle la séreuse était enflammée autour des ganglions transformés en masse caséeuse. On a encore signalé l'inflammation des ovaires (Hoffmann) et les abcès développés dans les parois de la vessie (Griesinger), mais les deux causes qui, le plus souvent, peuvent être invoquées, sont les infactus de la rate, et les ruptures ou les perforations de la vésicule biliaire. Les infarctus de la rate sont assez fréquents dans la fièvre typhoïde, et dans un certain nombre de cas, quelles que soient leurs modifications ultérieures, ils déterminent des péritonites. Hoffmann (1) a publié deux faits de ce genre. Quant aux ruptures de la vésicule biliaire, elles sont nécessairement suivies de péritonite; nous en avons rencontré deux observations, la première appartient à M. Archambault et se trouve rapportée dans l'*Anatomie pathologique* de Lebert, la perforation fut consécutive à un ulcère diphthéritique; la seconde est de Thierfelder (2), il y eut rupture à la suite de l'oblitération du conduit cystique.

Les péritonites différentes au point de vue des causes, se montrent à des époques diverses en raison même de leur étiologie. Si elles sont dues à la propagation de l'inflammation de la muqueuse au péritoine ou à l'envahissement de cette membrane par le processus typhoïde, elles se manifestent dans la première période du typhus; à la seconde appartiennent celles dont l'étiologie se rapporte aux autres altérations dont nous avons parlé.

Si nous avons insisté sur ces péritonites beaucoup plus peut-être que ne le comportait le titre de ce travail, c'est que nous voulions examiner si leur étude ne nous fournirait pas quelque signe,

(1) Loc. cit., obs. 119, p. 203; obs. 162, p. 279.
(2) Loc. cit.

qui servît à les distinguer, pendant la vie, des inflammations du péritoine consécutives aux perforations intestinales. Mais il faut bien reconnaître qu'il n'en existe aucun, dans les deux cas, le début, la marche et la terminaison sont identiques.

Quelques auteurs cependant ont cherché à saisir une différence. D'après M. Thirial (1), « la douleur de la péritonite simple, n'éclate pas avec cette soudaineté qui constitue un des principaux caractères de la péritonite, suivie de perforation. C'est pourquoi l'apparition tout à fait inattendue d'une douleur abdominale, ordinairement très-vive, le siége de cette douleur, au lieu d'élection de la perforation, son extension plus ou moins rapide au reste de l'abdomen; un peu plus tard, la constatation d'un certain empâtement vers le siége présumé de la perforation, là où les matières ont dû s'épancher, et puis la marche de la maladie; enfin la considération de la fréquence des péritonites par perforation, comparée à l'extrême rareté de ces péritonites simples considérées comme complications de la fièvre typhoïde, toutes ces circonstances réunies devront fournir les plus grandes probabilités, en faveur de l'existence de la perforation dans tel ou tel cas donné. » Mais dans ces signes on trouve les caractères de la péritonite avec ouverture de l'intestin, et non point ceux de la péritonite simple,

(1) Loc. cit.

aussi l'auteur a-t-il raison de conclure à l'insuffisance des signes qu'il vient de donner. Il est évident que lorsque la formation d'un abcès apportera la signature de la perforation, on pourra, sans hésiter, affirmer son existence ; mais, lorsqu'on se trouvera en face d'un cas suraigu, lorsque les accidents éclatant avec violence, menaceront d'emporter le malade en quelques heures ou en peu de jours, il sera bien difficile d'établir un diagnostic différentiel. Peut-être, comme dans le cas que nous avons rapporté, l'action probable d'une cause de perforation viendra-t-elle jeter la lumière sur les faits et éclaircir les doutes.

TRAITEMENT.

Le traitement des perforations n'offre que des ressources bien limitées, aussi ne lui accorderons-nous pas une grande place dans notre travail. Il fut un temps où lorsque pareil accident venait compliquer la fièvre typhoïde, on couvrait de sangsues le ventre du malade ; cette pratique est tombée et avec raison, car si la violence de la péritonite semble réclamer quelquefois le bénéfice de la méthode antiphlogistique, elle est en général contre-indiquée par l'état de prostration du malade.

En présence d'une péritonite avec perforation, la première indication à remplir, est d'immobiliser le malade, il doit être placé dans le décubitus dorsal et sera maintenu dans cette position, jusqu'à ce que tout symptôme du côté du ventre ait disparu. En même temps on donnera l'opium par la bouche : les auteurs sont unanimes à prescrire de hautes doses de ce médicament, pour s'opposer aux contractions de l'intestin.

Les boissons seront formellement proscrites, et l'on donnera au malade pour se désaltérer, de petits morceaux de glace qu'il laissera fondre dans sa bouche. Des frictions sur le ventre avec l'onguent napolitain belladoné, et l'application de la glace, complètent la série des indications. Les bains exerceraient peut-être sur la péritonite une action salutaire, mais ils nécessitent de grands mouvements, à la faveur desquels des matières fécales ou des liquides pourraient de nouveau s'épancher dans le péritoine, et cela suffit pour les faire repousser. Si l'emploi de l'opium amène de la constipation, il ne faut pas songer de trop bonne heure à la vaincre; le plus souvent, d'ailleurs, elle cédera d'elle-même.

TABLE DES MATIÈRES.

CHAPITRE Ier.

Étiologie. — Anatomie pathologique.

CHAPITRE II.

A. Parent, imprimeur de la Faculté de Médecine, rue Mr-le-Prince, 31.

A LA LIBRAIRIE ADRIEN DELAHAYE.

BAZIN. **Leçons théoriques et cliniques sur la syphilis et les syphilides** considérées en elles-mêmes et dans leurs rapports avec les éruptions dartreuses, scrofuleuses et parasitaires, professées à l'hôpital Saint-Louis, par le Dr BAZIN, publiées par le Dr DUBUC, ancien interne des hôpitaux, revues et approuvées par le professeur. 2e édition considérablement augmentée. Paris, 1866. 1 volume in-8 accompagné de magnifiques planches sur acier, figures coloriées. 10 fr.
Fig. sepia. 8 fr.

BAZIN. **Leçons sur les affections génériques de la peau.** 2 vol. in-8 Paris, 1862 et 1865. 11 fr.

CHEVALIER. **L'Étudiant micrographe.** Traité théorique et pratique du microscope et des préparations. Ouvrage orné de planches représentant 2( ) infusoires et de 200 figures dans le texte, 2e édition, augmentée des applications à l'étude de l'anatomie, de la botanique et de l'histologie, par MM. Alph. DE BRÉBISSON, Henri van HEURCK, G. POUCHET. 1 vol. in-8 de 563 pages. Paris, 1865. 7 fr. 50.

FORT, professeur particulier d'anatomie, etc. **Anatomie descriptive et dissection.** 3 vol. in-12, avec 662 figures dans le texte. Paris, 1868. 25 fr.

FOUCHER, professeur agrégé à la Faculté de Médecine de Paris, chirurgien de l'hôpital Saint-Antoine. **Traité du diagnostic des maladies chirurgicales.** Tome Ier, première partie. Paris, 1866. 1 vol. in-8 de 404 pages avec figures intercalées dans le texte. 6 fr.
Deuxième partie. **Inflammations**, 1869. 6 fr.

GOSSELIN, professeur de pathologie chirurgicale à la Faculté de Médecine de Paris, chirurgien de l'hôpital de la Pitié, etc. **Leçons sur les hernies**, professées à la Faculté de Médecine de Paris, recueillies et publiées par le Dr L. Labbé, professeur agrégé, chirurgien du Bureau central, revues par le professeur. 1 vol. in-8 de 500 pages avec figures intercalées dans le texte. Paris, 1864. 7 fr.

GOSSELIN **Leçons sur les hémorrhoïdes.** 1 vol. in-8. Paris, 1866. 3 fr.

GRIESINGER, professeur de clinique médicale et de pathologie mentale à l'Université de Zurich. **Traité des maladies mentales pathologie et thérapeutique.** Ouvrage traduit par le Dr DOUMIC, médecin de la maison centrale de Poissy, etc., et accompagné de notes intercurrentes, par M le Dr BAILLARGER, médecin de la Salpêtrière, membre de l'Académie de Médecine. 1 fort vol in-8 Paris. 1865 9 fr.

GUÉRIN (Alphonse), chirurgien de l'hôpital Saint-Louis, etc. **Leçons cliniques sur les Maladies des organes génitaux externes de la femme**, leçons professées à l'hôpital de Lourcine. 1 vol. in-8 de 5?0 pages Paris, 1864. 7 fr.

HARDY. professeur à la Faculté de Médecine de Paris, médecin de l'hôpital Saint-Louis, etc. **Leçons sur la scrofule et les scrofulides, sur la syphilis et les syphylides.** 1 vol. in-8. Paris, 1864. 4 fr.

JACCOUD, professeur agrégé à la Faculté de Médecine de Paris, médecin du Bureau central, etc. **Études de pathogénie et de sémiotique, les paraplégies et l'ataxie du mouvement**, etc. 1 fort vol. in-8. Paris, 1864. 9 fr.

LABORDE, ancien interne lauréat des hôpitaux de Paris. **De la paralysie (dite essentielle) de l'enfance, des déformations qui en sont la suite et des moyens d'y remédier.** 1 vol. in-8 de 276 pages, accompagné de 2 planches dont une coloriée. Paris, 1864. 5 fr.

LABORDE. **Le ramollissement et la congestion du cerveau principalement considérés chez le vieillard.** Étude clinique et pathogénique. 1 vol. in 8 de 440 pages, avec planche coloriée contenant 6 figures. Paris, 1866. 6 fr.

TRIQUET, médecin et chirurgien du dispensaire pour les maladies de l'oreille. **Leçons cliniques sur les maladies de l'oreille**, ou Thérapeutique des maladies aiguës et chroniques de l'appareil auditif. 1 vol. in-8 avec figures dans le texte. Paris, 1866. 6 fr.

Paris — A. PARENT, imprimeur de la Faculté de Médecine, rue Monsieur-le-Prince 31

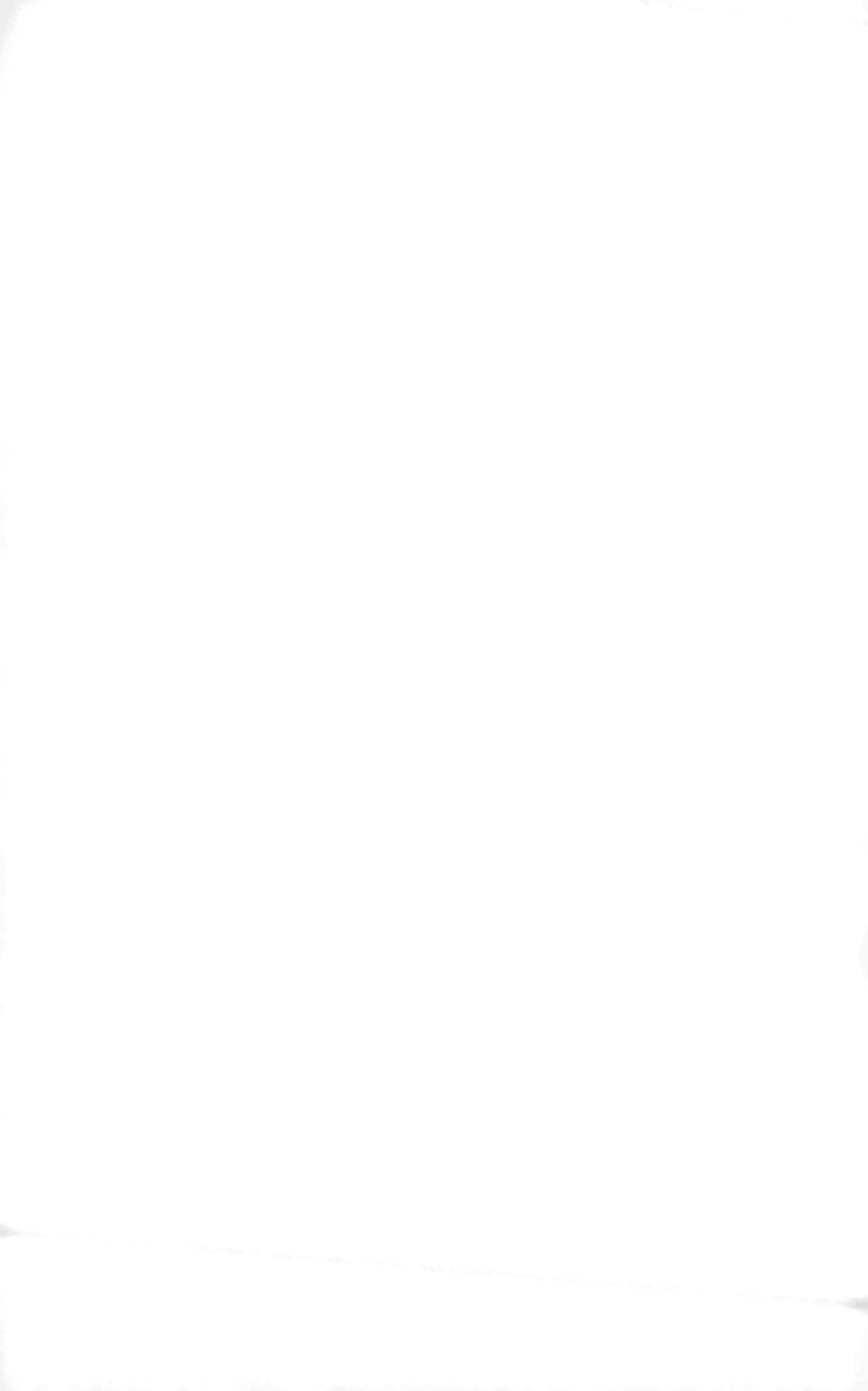

www.ingramcontent.com/pod-product-compliance
Ingram Content Group UK Ltd.
Pitfield, Milton Keynes, MK11 3LW, UK
UKHW020408230726
13925UKWH00003B/1302